suhrkamp taschenbuch 3935

W0094312

»Wie wirken sich die ersten Erfahrungen von Leid und Liebe auf das spätere Leben des Menschen und auf sein Zusammenleben mit anderen aus?« Diese Frage zieht sich wie ein roter Faden durch die sechs Fallgeschichten dieses Buches. Sie handeln von Menschen, von denen viele in ihrer Kindheit unter ihrer Einsamkeit und inneren Isolierung gelitten haben und denen es später, als Erwachsene, gelingt, eine echte Kommunikation aufzubauen, sich zu artikulieren, sich von Ängsten und den schützenden Legenden zu befreien und Vertrauen zu gewinnen.

Alice Miller studierte in Basel Philosophie, Psychologie und Soziologie. Nach der Promotion machte sie in Zürich ihre Ausbildung zur Psychoanalytikerin und übte 20 Jahre lang diesen Beruf aus. 1980 gab sie ihre Praxis und Lehrtätigkeit auf, um zu schreiben. Seitdem veröffentlichte sie dreizehn Bücher, in denen sie die breite Öffentlichkeit mit den Ergebnissen ihrer Kindheitsforschungen bekannt machte.

Zuletzt erschienen: *Dein gerettetes Leben. Wege zur Befreiung* (2007), *Bilder meines Lebens* (st 3772), *Die Revolte des Körpers* (st 3743), *Evas Erwachen. Über die Auflösung emotionaler Blindheit* (st 3561) und *Abbruch der Schweigemauer* (st 3497).

Weitere Informationen zu Autorin und Werk unter www.alice-miller.com.

Alice Miller
Wege des Lebens
Sechs Fallgeschichten

Suhrkamp

Bei dem vorliegenden Buch handelt es sich
um eine revidierte Neuausgabe des 1998 erschienenen Bandes
Wege des Lebens. Sieben Geschichten.

Umschlagabbildung:
Ölbild von Alice Miller

suhrkamp taschenbuch 3935
Erste Auflage 2007
© Suhrkamp Verlag Frankfurt am Main 2007
Suhrkamp Taschenbuch Verlag
Alle Rechte vorbehalten, insbesondere das
des öffentlichen Vortrags sowie
der Übertragung durch Rundfunk und Fernsehen,
auch einzelner Teile.
Kein Teil des Werkes darf in irgendeiner Form
(durch Fotografie, Mikrofilm oder andere Verfahren)
ohne schriftliche Genehmigung des Verlages reproduziert
oder unter Verwendung elektronischer Systeme
verarbeitet, vervielfältigt oder verbreitet werden.
Druck: Druckhaus Nomos, Sinzheim
Umschlag: Göllner, Michels, Zegarzewski
Printed in Germany
ISBN 978-3-518-45935-5

1 2 3 4 5 6 – 12 11 10 09 08 07

Inhalt

Vorwort

Die meisten Menschen werden in eine Familie hinein-
geboren und bekommen von ihr die entscheidenden
Prägungen. Auch wenn wir als Jugendliche unsere Eltern kritisieren mögen oder sogar ganz mit ihnen brechen, wir können nicht verhindern, daß wir inzwischen mehr oder weniger stark von diesen ersten Prägungen beeinflußt sind. Spätestens wenn wir selber
Kinder haben, wird uns dies bewußt.

Viele Menschen machen sich keine Gedanken darüber. Sie wiederholen einfach mit ihren Kindern, was
sie selber erfahren haben, und halten dies für durchaus
angemessen. Manche aber leiden darunter, wenn sie eines Tages mit Erstaunen feststellen, daß ihnen gerade
ihren Kindern oder ihren Partnern gegenüber am meisten die innere Freiheit fehlt, die sie sich seit ihrer Jugend so sehr gewünscht haben. Es mag sein, daß sie
dann das Gefühl bekommen, sie würden sich in einer
Sackgasse befinden. Als Kinder fanden sie nicht heraus.
Sie hatten keine andere Wahl, als sich ihrer Umgebung
und deren Beeinflussung zu fügen, und als Erwachsene
wissen sie häufig nicht, daß sie Alternativen haben.

Denn so sehr wir auch von unserer Herkunft, unserer Vererbung und unserer Erziehung geprägt sein
mögen, im Negativen wie auch im Positiven, als Erwachsene können wir diese Prägungen allmählich erkennen. Dann brauchen wir nicht wie Automaten zu
handeln. Je deutlicher sie uns bewußt werden, desto

besser werden wir uns aus unseren Sackgassen befreien und neue Informationen aufnehmen können. Die Wege dieser Befreiungen sind sehr unterschiedlich, so zahlreich wie die einzelnen Schicksale. Einige dieser Schicksale erzählen die folgenden Geschichten.

Sie sollen unter anderem aufzeigen, wie die Spuren der Kindheit uns nicht nur in den Familien, die wir als Erwachsene gründen, begleiten, sondern auch wie sie sich im ganzen Gefüge des gesellschaftlichen Lebens manifestieren. In den abschließenden Reflexionen befasse ich mich mit der Frage, ob und wie wir lernen könnten, die Entstehung von Haß besser zu verstehen.

Wie der Erwachsene seine Kindheitsgeschichte in sein Leben integriert, ist von Mensch zu Mensch verschieden. Doch was und wie auch immer der einzelne für sich entscheidet, die heute in vielen Kreisen einsetzende Sensibilisierung für in der Kindheit erlittene Schäden ist für die Gesellschaft ein Gewinn. Denn Kindesmißhandlungen wurden immer verübt und sind auch heute noch verbreitet. Aber erst jetzt beginnen die Opfer sich Rechenschaft darüber zu geben, was ihnen geschehen ist, und sie fangen an, mit anderen Menschen über die Folgen zu sprechen. Themen, die bisher kaum berührt wurden, rücken jetzt ins Zentrum der Gespräche, die vielen Menschen neue Perspektiven eröffnen und Aussichten auf ein erfüllteres Leben erschließen.

Das ist mir kürzlich bei der Lektüre eines Buches aufgegangen.[1] Vierzehn Väter, die wegen sexuellen

---

1 David, Gilles (Hg.): *J'ai commis l'inceste*. Edition de l'Homme, 1995.

Mißbrauchs bestraft worden waren und im Gefängnis längere Zeit an einer gut strukturierten Gruppentherapie teilgenommen hatten, erzählen in diesem Buch ihre Geschichten. Es ist ermutigend, zu sehen, wie schnell sich die Denkweise dieser Menschen geändert hat, nachdem sie zum erstenmal über ihre Not sprechen konnten, sich verstanden und aufgenommen fühlten. Wie zu erwarten, tauchen in all diesen Geschichten schwere Entbehrungen in der Kindheit auf, die mit sexueller Ausbeutung als Ersatz für die fehlende Liebe getarnt wurden.

Was ich als ermutigend bezeichne, ist die Verwandlung dieser Männer allein schon durch die aufklärenden Gespräche. Sie haben dreißig, vierzig, fünfzig Jahre lang gelebt, ohne jemals die Möglichkeit gehabt zu haben, das, was sie in ihrer Kindheit erleiden mußten, in Frage zu stellen und es als ein schweres Unrecht zu erkennen. Ganz selbstverständlich haben sie ihren Kindern das gleiche Leid zugefügt, das ihnen angetan wurde. Von diesem Zwang konnten sie sich nicht befreien, solange ihnen nicht klar war, daß sie als Kinder betrogen wurden. Heute erst sind sie fähig und bereit, Verantwortung zu übernehmen, weil sie ihr Kindheitsschicksal nicht länger als gegeben betrachten, sondern als Unrecht erkennen können und damit einhergehend lernten, darüber zu trauern.

Diese Entwicklung zur Kritikfähigkeit hat sie nicht ins Selbstmitleid getrieben, im Gegenteil, sie haben aufgrund ihres eigenen Leidens gelernt, Empathie für ihre Kinder zu entwickeln und zu erkennen, daß sie sie für ihr weiteres Leben geschädigt haben. Sie versuchen, die Schäden zu beheben, soweit es geht, wissen aber, daß viele irreversibel bleiben werden. Nur manchen freilich ist es bereits gelungen, aus dieser Sackgasse herauszukommen, anderen noch nicht.

Die Figuren dieses Buches habe ich erfunden, nicht aber deren Geschichten, die mich lange begleitet haben. Beim Schreiben erhielten die Geschichten eine eigene Dynamik, was mir erlaubte, das, was ich in den letzten Jahren gelernt und verstanden hatte, in einer anschaulichen Form weiterzuentwickeln. Die in diesem Buch beschriebenen Menschen sollen auf keinen Fall Vorbilder sein. Sie erzählen einfach, was ihnen widerfahren ist und wie sie damit fertig wurden oder eben nicht. In den Beschreibungen ihrer Schicksale und ihrer Umgebung entschied ich mich dafür, Äußerlichkeiten auf ein Minimum zu beschränken, um statt dessen die Beziehungen der Personen zueinander ausführlicher zu schildern.

Es gibt kein Rezept dafür, wie man sich von den Folgen früher Verletzungen befreien und sein Leben in Ordnung bringen kann. Welche Ziele wir haben und welche Möglichkeiten, sie zu verwirklichen, variiert von Mensch zu Mensch. Auch wenn es uns in der Kindheit nicht möglich war, unser Potential zu entwickeln, auch wenn die Spuren früherer Ängste, Unsicherheiten und Entbehrungen uns begleiten mögen, vieles läßt sich doch zum Besseren verändern, weil unser Bewußtsein sich erweitert hat. Und nicht zuletzt auch dank Begegnungen mit fühlenden Menschen, die bereits das Glück hatten, in Liebe und Respekt aufgewachsen zu sein, als Kinder unbeschwert Lust und

Freiheit zu erleben, und die daher später ein leichteres, glücklicheres Leben führen konnten.

Zu diesen Menschen gehören in meinen Geschichten vielleicht in erster Linie Daniel, Michelle, Margot, Luise, ja sogar Gloria. Sie können zuhören, am Schicksal des anderen teilnehmen, sind zugewandt, wollen verstehen und sind gewöhnlich weniger Täuschungen ausgesetzt als manche ihrer Gesprächspartner. Da sie selber als Kinder viel Liebe erfahren haben, kommen sie mit ihrem Leben besser zurecht als die, die mit Illusionen großgezogen wurden und später um ihre Wahrheit kämpfen mußten wie zum Beispiel Claudia, Anika, Helga oder Lilka.

Der erzählende und assoziative Stil dieses Buches sollte nicht darüber hinwegtäuschen, daß mein Anliegen über die Fragen der einzelnen Schicksale hinausgeht und zu allgemeinen Fragen führt, vor allem zu der Frage: *Wie wirken sich die ersten Erfahrungen von Leid und Liebe auf das spätere Leben des Menschen und auf sein Zusammenleben mit anderen aus?* Es gibt bereits Forschungen, die sich auf Teilgebiete beziehen, die die Beantwortung dieser Frage umfassen würde, wie zum Beispiel Beobachtungen vom Leben im Uterus, von Neugeborenen und Säuglingen; Biographien von Tyrannen, Statistiken der Genozide etc. Doch meines Wissens gibt es bis heute keine Forschungsrichtung, die die bereits vorliegenden Daten unter dem Gesichtspunkt der Kindheitserlebnisse der agierenden Menschen untersuchen würde. Zu solchen Forschungen wollte ich mit meinen Geschichten und meinen Reflexionen anregen.

Geschichten

1. Claudia und Daniel –
Dreißig Jahre später

Claudia und Daniel haben in den sechziger Jahren gemeinsam in Berkeley studiert und sich dort ineinander verliebt. Unter den Studenten galt Claudia als einfühlsam, aber deutlich distanziert. Wenn Daniel sie umarmte, fühlte er bei ihr eine Warmherzigkeit und Bereitschaft zur Hingabe, aber auch Mißtrauen, eine Art ängstliche Zurückhaltung. Er meinte, eine Sehnsucht nach Nähe und Offenheit zu spüren, aber gleichzeitig eine ausgeprägte Angst davor, als ob sich Claudia vor etwas schützen müßte – wovor, wußte er nicht. Und eines Tages kündigte ihm Claudia an, sie würde Max heiraten. Max? Daniel konnte sich kaum zwei Menschen vorstellen, die seelisch weiter voneinander entfernt gewesen wären als Claudia und Max.

Auch Daniel heiratete später. Es war eine unglückliche Ehe. Aber nach der Scheidung hat er Monika kennengelernt, mit der er die Art Lebensgemeinschaft aufgebaut hat, die er sich schon immer gewünscht hatte.

Und kürzlich, auf einem Kongreß in San Diego (beide sind inzwischen Psychotherapeuten geworden), treffen sich Claudia und Daniel wieder. Seit dreißig Jahren hatten sie keinen Kontakt miteinander. Nun freuen sie sich, einander wiederzusehen. Daniel ist nicht sehr verändert, Claudia, die ängstliche Studentin aus Berkeley, hat sich zu einer reifen Frau entwickelt.

Die alte Sympathie ist für beide noch spürbar. Sie erzählen sich kurz von ihrem Leben.

Claudia ist ebenfalls geschieden, nach einer ziemlich langen Ehe, aus der drei Töchter hervorgegangen sind. Heute, nach mehreren Therapien, in denen sie allmählich gelernt hat, ihre Ängste zu verstehen, fühlt sie sich wohl in ihrer Haut und lebt in einer neuen Partnerschaft mit Mark.

»Weißt du«, sagt Daniel, »ich habe nie verstanden, warum du ausgerechnet Max geheiratet hast. Und wenn ich in diesen dreißig Jahren an dich gedacht habe, sagte ich mir, du wolltest vielleicht gerade mit einem Mann leben, den du nicht liebtest und der dir so fremd war, daß er dich nicht verletzen konnte. Die Erklärung liegt vermutlich in deiner Kindheit. Aber, erinnerst du dich, damals in Berkeley sprachen wir nie über diese Themen. Ich möchte heute mehr über dich erfahren, über deine Kindheit und deine Ehe mit Max, den ich ja kannte.«

»Ich bin froh, daß du mir diese Frage stellst«, antwortet Claudia spontan. »Damals liebte ich dich wirklich, und ich träumte schon lange davon, dir alles zu erzählen. Es ist aber eine lange Geschichte. Wenn du magst, werde ich dir schreiben.«

Zwei Wochen später erhält Daniel einen langen Brief.

Lieber Daniel,

durch Deine Frage angeregt, versuche ich jetzt – wieder einmal – die Bilanz aus meiner Ehezeit zu ziehen. Ich sitze in meinem Garten, den ich liebe, und darum hoffe ich, daß ich diese Erinnerungen verkraften kann. Rückblickend sehe ich meine Ehe als eine unendlich lange, vergebliche Anstrengung, eigentlich eine Qual. Ich habe unentwegt versucht, mich einem Mann zu nähern, der mich zu lieben behauptete, der während unserer Ehe nie untreu war, mich nie schlug, auch finanziell für die Familie sorgte, der aber um alles in der Welt keine Nähe mit mir oder sonst irgendeiner Frau ertrug. Seine Vergangenheit und seine Gefühle hielt er auch vor sich selbst verschlossen – noch mehr als ich. Hinter seiner Fassade meinte ich aber eine Sehnsucht nach Wärme zu spüren und hoffte, diese eines Tages befriedigen zu können.

Deshalb sah ich meine Aufgabe – eine »Ganztagsbeschäftigung« beinahe – darin, die Mauern meines Mannes aufzubrechen, um zum Kern seiner Persönlichkeit vorzudringen und mit ihm zu kommunizieren. Das Ganze war jedoch ein hoffnungsloses Unterfangen: Max wollte sich gar nicht öffnen, er wollte nur »seinen Frieden haben«, wie er sich ausdrückte. Er war der typische »Kopfarbeiter«, und ihm genügte es, mit mir auf einer konventionellen Ebene zu kommunizieren. Sein Gefühlsleben zeigte sich nur im Sex und in Zornesausbrüchen, alles andere erschien ihm suspekt, fremd und gefährlich und wurde von ihm belächelt und verspottet. Ich nahm an, daß vermutlich eine tragische Kindheit für seine Verschlossenheit verantwortlich sei. Das folgerte ich aus den wenigen Bemerkungen. Einzelheiten kannte ich lange Zeit nicht.

In meiner Handtasche hatte ich ein Foto von ihm als Dreijährigen. Das schaute ich mir immer an, wenn er mir weh getan hatte. Ich wollte ihm nichts nachtragen, ihn immer verstehen, weil ich mit diesem kleinen Jungen mit den fragenden Augen in einem liebenswerten Gesicht großes Mitleid hatte. Es genügte mir, dieses Foto anzuschauen, um meine Gefühle zu vergessen, nicht mehr traurig oder wütend zu sein und dem Erwachsenen alles zu vergeben. Dadurch schadete ich mir letztlich selbst. Je stärker ich mich dem Kind in ihm verbunden fühlte, desto mehr verlor ich mich und meine aktuelle Lage aus den Augen und desto ausgeprägter wurde seine Ablehnung. Er wollte diesem Kind kein Leben zugestehen, wollte es um nichts in der Welt spüren. Meine Annäherungsversuche erlebte er wahrscheinlich als bedrohlich, denn seine Mauer wurde zusehends höher.

Man sagt, Gegensätze ziehen sich an. Habe ich Max deswegen geheiratet? Ich glaube zwar, daß der Gegensatz weniger sichtbar war, als wir uns kennenlernten. Auch ich hatte damals Angst vor meinen Gefühlen und versteckte mich vor mir selbst. Doch sogar in intellektuellen Diskussionen redeten wir aneinander vorbei. Wir waren wie zwei verschiedene Planeten.

In einer Partnerbeziehung wird die Hoffnung auf Verbundenheit genährt durch eine Reihe von Intimitäten wie Sex, Kinder, ein eigenes Haus oder gemeinsame Reisen. Aber wenn all das nur zum Zudecken des wahren Sachverhaltes dient, tut sich schließlich der Abgrund doch noch auf, unerbittlich: Erkrankungen, unnötige Operationen und ähnliches. So war das zumindest bei mir.

Ich mußte vieles durchmachen, bis ich mir eine

Scheidung endlich zugestand. Max sträubte sich dagegen, er behauptete, ohne mich nicht weiterleben zu können. Das brachte mich an den Rand eines Zusammenbruchs, weil ich das glaubte und mich für sein Leben verantwortlich fühlte. Andererseits wollte ich nicht mit meinem Leben dafür bezahlen. Doch kurz nach der Scheidung fand Max eine andere Frau, mit der er sich gut zu verstehen schien. Das hat mein Gewissen endlich beruhigt. Zum Glück gibt es Frauen mit ganz anderen Bedürfnissen als die meinen, bei denen Max vielleicht weniger abwehrend sein konnte. Vielleicht hat er dort seine positiven Seiten entwickeln und sein Ideal eines bürgerlichen Heims »ohne tiefschürfende Probleme« verwirklichen können.

Zuerst versuchte ich, ihm dieses Heim zu geben, und verleugnete immer mehr mein eigenes Wesen. Diese Art von seelischer Überforderung hatte ich ja schon früh erfahren und vermochte lange keinen Widerstand dagegen zu leisten. Für meine Eltern war ich immer verfügbar, immer einsetzbar für ihre eigenen Belange. Mein Vater war Alkoholiker, manchmal verführerisch und manchmal plötzlich jähzornig. Meine Mutter hatte Krebs und wurde wiederholt in die Klinik eingewiesen. Dort besuchte ich sie manchmal in Vaters Begleitung. Natürlich taten mir meine Eltern leid, unglücklich wie sie waren, ich wollte alles tun, um ihnen zu helfen. Doch als Kind war ich hilflos. Diese Kombination von extremer Hilflosigkeit und übermäßiger Verantwortung für andere charakterisierte später meinen Lebensstil. Es dauerte lange, bis ich ihn aufgeben konnte.

Als Einzelkind fühlte ich mich einsam, suchte verzweifelt den Kontakt zu meinen Eltern und war bereit, alles zu tun, was sie von mir verlangten, um einen Zugang zu ihnen zu erhalten. Es war vergeblich. Es gab Momente, in denen sie mit mir zärtlich waren, aber dann, ohne einen für mich ersichtlichen Grund, versteckte sich Vater hinter dem Alkohol, der ihn wie eine Wand vor mir und meinen Fragen trennte. Und Mutter blieb ebenfalls so oft für mich verborgen, mit der Behandlung ihrer Krankheit beschäftigt, die ich nie richtig verstand, für die ich mich aber schuldig fühlte.

Ich tat, was ich nur konnte, um nichts dabei zu empfinden, keinen Groll, keine Trauer, keine Wut. Nur an das Gefühl der Sehnsucht kann ich mich noch erinnern. Es kam in mir manchmal hoch, wenn ich die Lokomotive des Zuges heulen hörte.

Es war eine Mischung von tiefer Traurigkeit mit dem Wunsch nach Flucht, um nicht der ständigen Überforderung und der Einsamkeit ausgeliefert zu sein. Ich träumte von fremden Ländern, in denen Menschen freundlich miteinander reden und wo ich mich auf jemanden verlassen könnte.

Dann habe ich mich in Dich verliebt. Ich fühlte mich frei von Verantwortung für Deinen Zustand, Du warst so anders als meine Eltern, wir konnten so viel miteinander sprechen. Was ich schon immer suchte, schien so nahe zu sein, ich wäre so gerne bei Dir geblieben. Aber ich traute meinem Glück nicht, war doch gar nicht daran gewöhnt, ich hatte Angst, Dich zu enttäuschen, von Dir verlassen zu werden. So habe ich den Wunsch, bei Dir zu bleiben, und meine guten Gefühle für Dich regelrecht bekämpft, um nicht wieder so wie in meiner Kindheit zu leiden. Denn ich kannte ja nichts anderes. Daß dies nicht wieder so sein mußte, habe ich damals nicht gewußt. So habe ich mich weiter gequält.

Mein Entschluß, Max zu heiraten, war für Dich sicher ein Rätsel, verkörperte er doch alles, was ich eigentlich nicht mochte: Er war verschlossen, schablonenhaft, nur am Intellekt interessiert und ausgesprochen konventionell. Er wußte alles besser und konnte überhaupt nicht zuhören. Damals in Berkeley sah ich das noch nicht so klar und hätte es wohl kaum benennen können. Aber ich weiß, daß ich all das spürte. Warum heiratete ich also einen solchen Mann?

Ich dachte: Er ist vielleicht stur, aber das macht ihn stark, er wird nie zu trinken beginnen, was auch immer passiert, folglich wird er mich nie verlassen. Dieser Gedanke, obwohl absolut unrealistisch, gab mir Sicherheit. Die Labilität meines Vaters hatte mir stets Angst gemacht. Sobald ihn etwas beunruhigte, griff er nach der Flasche. Er tauchte in die Trunkenheit ein und war dann unerreichbar für mich. Eine Erklärung, irgendeine Information, die mir geholfen hätte, ihn zu verstehen, gab er nie.

Oft geriet mein Vater unter dem enthemmenden Einfluß des Alkohols in Rage, und ich zerbrach mir den Kopf, womit ich seine Wut ausgelöst hatte. Immer wenn Mutter in die Klinik eingewiesen worden war, blieb ich mit ihm allein zurück und litt unter seiner Labilität. Deshalb suchte ich einen »stabilen«

Mann. Du aber zeigtest mir Deine Gefühle, Deine Verletzlichkeit, und so fürchtete ich meine Liebe zu Dir, fürchtete, sie könnte mich in dieselben Abgründe stoßen wie die Liebe zu meinem Vater. Ich befürchtete, daß ich auch Dich eines Tages nicht mehr erreichen würde.

In Max dachte ich das Gegenteil von meinem Vater gefunden zu haben: einen Felsen, an dem man sich zwar verletzen, hinter dem man sich aber auch schützen kann. Im nachhinein stellte sich jedoch heraus, daß ich in meiner Ehe an ähnlichen Dingen litt wie in meinem Elternhaus. Max trank nicht, war immer nüchtern, er entzog und verweigerte sich auf eine andere Art, die noch zuverlässiger funktionierte als Alkohol. Mit Hilfe seines Intellektes hatte er so dicke Mauern um seine Gefühle gebaut, daß er nicht nur in Ausnahmesituationen, sondern niemals für eine echte Kommunikation zugänglich war. Alles, was er mir zu sagen hatte, waren Vorwürfe, Beschuldigungen und allenfalls ironische Bemerkungen. Eine normale Form von Freundlichkeit, die nicht mit Sarkasmus durchsetzt gewesen wäre, war ihm fremd.

So blieb ich durch die Heirat mit Max in derselben Einsamkeit wie in meinem Elternhaus, auch wenn dies das letzte war, was ich eigentlich wollte. Für einen Außenstehenden muß es absurd klingen, daß ich ausgerechnet bei Max etwas suchte, das er am wenigsten imstande war, mir zu geben: eine offene, warmherzige Kommunikation. In meinen Bemühungen, ihn zu erreichen, war ich unermüdlich. Die Hoffnung darauf wollte ich nicht aufgeben. Eher zweifelte ich daran, daß ein solcher Austausch mit mir überhaupt möglich ist, weil ich ihn als Kind nie erfahren hatte.

Erst nach vielen Jahren habe ich verstanden, daß ich als Erwachsene eine Wahl habe und mich nicht aufzuopfern brauchte, daß ich nicht warten muß, bis jemand sich verändert, der sich gar nicht verändern will, weil er seine Meinungen noch nie in Frage gestellt hatte. Heute genieße ich es, daß ich mich mit Menschen offen austauschen kann, wie mit meinem Mann Mark und mit einigen guten Freunden.

Leider war mit der Scheidung die Geschichte meiner tragischen Ehe nicht abgeschlossen, sie setzte sich fort in meiner Beziehung zu Carla, meiner ältesten Tochter, bei der ich immer wieder in mein altes Kindheitsmuster zurückfiel: Überforderung, Schuldgefühle und Hilflosigkeit. Zum Glück ist es mir gelungen, mit meinen beiden jüngeren Töchtern herzliche Beziehungen aufzubauen, in denen ich mich von diesem Muster relativ frei fühle. Und ich kenne viele Beispiele, wo sehr gute Kontakte auch trotz Scheidung möglich waren.

Von Carla trennte mich allerdings ein Abgrund, den ich trotz größter Bemühungen nicht zu überwinden vermochte. Ich führe ihn vor allem auf die verdrängten Erlebnisse aus meiner Kindheit zurück, die während und kurz nach Carlas Geburt in Form von diffusen Ängsten meinen Körper beherrschten. Es ist nicht verwunderlich, daß dies unsere Beziehung von Anfang an schwer belastete. Ich meine, daß Carlas anfängliche tiefe Verunsicherung ihr bis in ihr Erwachsenenleben erhalten blieb. Hinzu kam, daß sie von den drei

Töchtern an der Zerrüttung unserer Ehe am meisten gelitten hat. Ihr Schicksal begann wie so oft schon vor ihrer Geburt, als ich mir von diesem Kind die Rettung aus der Beziehungslosigkeit meiner Ehe erhoffte. Und welches Neugeborene ist imstande, solche Hoffnungen zu erfüllen?

Als ich Carla erwartete, besuchte ich einen Schwangerschaftskurs, in dem wir lernten, das Baby zu wikkeln und zu füttern. Diese Vorbereitung hat mir eine Art Dialog mit Carla ermöglicht, wenn auch nur einen lautlosen. Den Weg zum Kurslokal legte ich häufig zu Fuß zurück, im Gespräch mit meinem Kind versunken. So vermochte ich der Beklemmung zu entfliehen, die mich zu Hause fast ständig begleitete. Heute kann ich sagen, daß ich mich auf die Geburt zwar gefreut habe, aber wie eine Gefangene auf die Befreiung, von der sie sich die Erfüllung ihrer Sehnsucht nach Beziehung erhofft. Ich freute mich auf das Baby nicht wie eine Frau, die bereit ist, ein Kind zu empfangen und zu sehen, was dieses Geschöpf braucht. Ich war nach Liebe ausgehungert, aber nicht reif und nicht erfüllt genug, echte Liebe und Zuwendung geben zu können.

Bei Carlas Geburt hatte ich im Grund nicht die leiseste Ahnung, was in einem Neugeborenen vorgeht. Ich vertraute einfach den Fachleuten der Klinik und akzeptierte alles wie ein braves, gut erzogenes Mädchen, das niemandem Schwierigkeiten machen will. Nur mein Körper versuchte zu sprechen, aber leider bereits in der Sprache der Symptome, die mich der Macht des Personals auslieferten.

Sehr bald litt ich unter übermäßiger Milchproduktion, begleitet von einer Brustentzündung. Die ist mit Kampfer behandelt worden und hat sich bald danach gelegt. Das Baby aber hat sich von da an geweigert, an meiner Brust zu trinken, es hat oft geschrien und geweint. Heute weiß man, daß man mit Kampfer die Milchproduktion eindämmen kann, was die Entzündung schneller abheilen läßt; man weiß allerdings auch, daß das Stillen danach von Kind und Mutter negativ erlebt oder gar unmöglich gemacht wird. Daher gibt man in solchen Fällen keinen Kampfer mehr. Man ist auch sonst heute viel zurückhaltender mit der Anwendung von Kampfer.

Eigentlich habe ich erst vor wenigen Jahren verstanden, was sich damals, vor achtundzwanzig Jahren, in der Klinik abgespielt hatte. Ich las zufällig in einem Buch von Françoise Dolto, einer französischen Kinderanalytikerin, daß sich Neugeborene zuerst am Geruch der Mutter orientieren.[2] Dieser vertraute Geruch hilft ihnen, sie nach der Geburt gleich wiederzuerkennen und das selbstverständliche Vertrauen vom Leben im Uterus in diese Welt hinüberzuretten. Im Französischen drückt man dieses Wiedererkennen mit dem Wort »reconnaissance« aus, das auch Dankbarkeit bedeutet. Wie kann eine nach Kampfer riechende Frau ihrem Neugeborenen vermitteln, daß sie seine Mutter ist, es gut mit ihm meint, genügend Nahrung hat und es unbedingt stillen will? Das Kind vertraut seinen Sinnen. Und wenn der Geruch Fremdheit signalisiert, bleibt es dabei.

2 Dolto, Françoise: *Solitude*, Vertiges du Nord, 1985.

Das Kind empfindet vermutlich etwas wie: »Ich bin nach einer langen, beängstigenden Geburt auf die Welt gekommen, und du hast mich nicht in deine schützenden Arme genommen und mich getröstet. Du hast zugelassen, daß man mich weggebracht hat, und hast mir den beruhigenden Hautkontakt verweigert. Du hast mich verraten. Wie kann ich dir jemals wieder vertrauen? Ich muß ständig Angst haben, daß ich wieder so schrecklich enttäuscht werde.« Es mag sein, daß Carlas tiefes Urmißtrauen mir gegenüber mit dieser ersten Erfahrung zu tun hatte. Wenn später noch andere Gründe dazukamen, so folgten sie bereits aus der gestörten Beziehung.

Meine Verunsicherung der ersten Tage führte dazu, daß ich meinte, das Kind wäre bei anderen Personen besser aufgehoben und glücklicher als bei mir. Damals, vor den guten Erfahrungen mit den anderen Töchtern, hatte ich noch kein bißchen Vertrauen zu mir als Mutter. So überließ ich Carla oft den Hausangestellten, was bei ihr, die ja die Mutter trotz allem suchte, zu dem Gefühl führen mußte, ich würde sie abweisen.

Heute denke ich, daß, wenn mich bei Carlas Geburt eine Person ermutigt hätte, meine Ängste zu artikulieren, ich in die Lage gekommen wäre, auch die Not meines Kindes besser zu verstehen. Dann wäre das Verhältnis zwischen Carla und mir vermutlich gar nicht so qualvoll geworden, und ich hätte keine Ersatzmütter für sie zu suchen brauchen. Das Verhältnis wäre nicht von Anfang an mit dieser schweren Hypothek der gegenseitigen Verwirrung belastet.

Ich habe lange darunter gelitten, daß mir der erste Hautkontakt mit dem Baby verweigert worden war, als man es nicht mehr zum Stillen bringen wollte. Immer wenn ich daran dachte, spürte ich den alten Schmerz wieder, als wäre das alles erst gestern passiert. Es war der Schmerz, daß man mir mein Kind genommen hatte, als wir einander am meisten brauchten. Sehr lange konnte ich kaum mit jemandem darüber sprechen. Die Geschichte blieb solange in meiner Einsamkeit eingesperrt.

Ich konnte Carla nicht helfen, spürte ihre Not, war aber nicht in der Lage, richtig darauf einzugehen, ihr beizustehen, sie zu beschützen. Ich erwartete von ihr, wie man es schon von mir erwartet hatte, daß sie alles von selbst verstünde, Leistungen vollbringe und sich dem Schicksal füge. Doch im Unterschied zu mir weigerte sich Carla mitzumachen, es gelang ihr oft nicht, auch die einfachsten Erwartungen zu erfüllen, aber auch nicht, offen dagegen zu rebellieren. Sie hatte wenig Vertrauen zu sich selbst und suchte Selbstbestätigung in Verhaltensweisen, die ihrem Wesen, wie es mir damals schien, fremd waren.

Aber vielleicht habe ich mich getäuscht, weil ich sie lieben und verstehen wollte und mir gewünscht habe, ihr Verhalten wäre wie etwas, das sie eines Tages ablegen könnte. Unsere Beziehung geriet jedenfalls in eine Art Dauerkrise, als sie mir übelnahm, daß ich ihr ihre Rollen nicht abnahm. Ich konnte und wollte es nicht, weil ich meinte, die wahre Carla zu kennen und zu wissen, daß sie diese Rollen nicht nötig hatte, daß sie sie von ihrem wahren, liebenswerten Wesen entfernten. Ich meinte, daß sie Gründe hatte, dieses Wesen nicht leben zu lassen, weil ich doch mit eigenen Augen gesehen hatte, wie es immer wieder verletzt worden war.

Doch genau wie Max wollte sie den Anschein der Stärke nicht aufgeben. Ich hingegen quälte mich mit Schuldgefühlen, weil ich von Kind auf so daran gewöhnt war, Verantwortung für andere zu übernehmen.

Doch im Falle Carlas war ich tatsächlich schuldig. Denn ich fühlte mich verantwortlich für ihr Leiden in den ersten Tagen nach ihrer Geburt. Und alle Vorwürfe, die sie mir als Erwachsene machte, sah ich von dieser Perspektive aus als berechtigt an. Ich hörte in ihnen immer die Stimme des Neugeborenen, das seine Not noch nicht anders artikulieren kann als im Schreien. Ich sah in der erwachsenen Frau immer noch das arme, unglückliche, verlassene Baby. Wie schon in meiner Beziehung zu Max wollte ich viel zu lange mit dem liebenswerten, unverstellten Kind kommunizieren, das ich in Carla zu spüren meinte und das sie meiner Meinung nach nicht leben ließ.

Carla half dies nicht im geringsten. Ich hingegen geriet immer mehr in die Haltung einer Mutter, die von ihrem Kind erwartet, es werde endlich glücklich sein, um sie von ihrer Schuldlast zu befreien. Je länger ich sie zu verstehen und meine Schuld abzutragen suchte, desto schlimmer wurde es.

Carlas Leben schien erst in ruhigere Bahnen zu geraten, als ich einsehen konnte, daß ich mein altes Muster der hilflosen Helferin endlich aufgeben sollte. Am schwersten fiel mir dies bei Carla, ich spürte so stark mein Bedürfnis, ihr doch noch helfen zu können. Jahrelang verschloß ich mich daher der Einsicht, daß dies nicht mehr möglich war.

Ich mußte schließlich einsehen, daß es nicht in meiner Macht lag, die Folgen meines Schicksals bei meinen erwachsenen Töchtern zu ändern, weil dies nur sie selber tun können. Die jüngeren konnten früher als Carla ihre Begabungen und Möglichkeiten entwickeln, weil die Anfänge ihrer Leben viel weniger belastend waren. Sie konnten, vielleicht dank des Stillens, von Anfang an ein echtes Vertrauen zu mir aufbauen, das ihnen heute hilft, ihre Beziehungen auch mit anderen Menschen viel unproblematischer zu gestalten. Ich hoffe, daß Carla eines Tages einen Partner findet, bei dem sie sich sicher genug fühlt, um sich vertrauensvoll zu öffnen.

Diese zufällige Begegnung mit Dir hat so vieles in mir aufgewühlt. Doch ich bin froh darüber. Es wäre doch wirklich schade, wenn wir nie mehr voneinander erfahren hätten. Ich bin auch froh, daß ich Dir so viel von meiner Ehe und von meinem Schmerz mit Carla erzählen konnte. Bei allen anderen Freunden wollte ich Max schonen, oder ich schämte mich zuzugeben, daß ich diese unhaltbare Situation so lange ausgehalten hatte. Einige Freunde wollten sogar vermitteln und mir helfen, Max zu verstehen. Das tat mir am meisten weh, war es doch gerade meine endlose Bemühung, ihn zu verstehen, die mich schließlich in meine extreme Not gebracht hatte.

Zu seinem eigentlichen Leiden hatte ich ja gar keinen Zugang. Und mein großes Problem ist, daß meine Gefühle der Liebe verkümmern, wenn ich den anderen grundsätzlich nicht verstehen kann. Dir konnte ich meine Situation schildern, weil ich sicher war, daß Du zu mir stehen würdest. Ich brauchte in diesem Fall Deine Parteilichkeit. Und der Umstand, daß Du Max von früher kanntest, war hilfreich. Es ist ja nur ein kleiner und ganz subjektiver Teil einer langen Geschichte, aber wie soll man die Verstrickungen einer zwanzig Jahre dauernden Ehe in einem einzigen Brief wiedergeben?

Was meine Geschichte mit Carla betrifft, so sehe ich sie heute als die Konsequenz meiner sprachlosen Kindheit und meiner Situation in der Ehe. Die genetische Vererbung mag auch eine Rolle gespielt haben, aber die modernen Genforscher stellen fest, daß sogar das angeborene genetische Programm verändert oder abgewandelt werden kann, wenn das Kind von Anfang an in optimalen Verhältnissen aufwächst. Davon bin auch ich überzeugt. Hätte Carla bei uns von Anfang an eine entspannte, schützende und verständnisvolle Umgebung vorgefunden, dann hätte sie schon als Kind mehr Vertrauen entwickeln können. Das Schicksal wollte es anders, und ich bekam keine Chance, es zu reparieren. Ich brauchte mein halbes Leben, um mich von der falschen Hoffnung zu befreien, ich könnte etwas an diesem Schicksal ändern. Erst als ich mir erlaubte, meine aussichtslosen Bemühungen einzustellen, gewann ich Vertrauen in Carlas Zukunft.

Mit Dir wollte ich eigentlich nicht psychologisieren, ich wollte einfach erzählen, in welche Sackgassen ich in meinem Leben hineingeraten war, seitdem wir uns getrennt hatten. Zum Glück gelang es mir schließlich, aus diesen Sackgassen herauszukommen. Dafür bin ich vor allem Mark sehr dankbar.

Es grüßt Dich herzlich Deine alte und neue

Claudia

Liebe Claudia,

es hat mich sehr berührt und tut mir sehr leid, zu erfahren, wie schwer und wie lange Du in Deiner Familie gelitten hast. Doch es ist Dir offenbar gelungen, Dein Leben aus den schmerzhaften Verstrickungen zu befreien, Du bist nicht an dem Leiden zerbrochen und mutlos geworden. Du wirktest vor zwei Wochen in San Diego viel offener als damals in Berkeley, obwohl Du so schwere Zeiten hinter Dir hast.

Viele Leute würden Dir vielleicht sagen: Nimm doch das Leben nicht so schwer, versuche nicht alles zu verstehen, auf viele Fragen gibt es keine Antworten. Oder sie würden sagen: Warum fühlst Du Dich allein dafür verantwortlich, daß Carla in ihren ersten Jahren so viel vermißte? Wenn die Ärzte und Krankenschwestern damals nicht wußten, wie schädlich Kampfer war, woher hättest Du es wissen können? Und schließlich gab es doch auch den Vater, er hätte doch das Kind auch streicheln und beruhigen können. Beide Eltern sind für ihr Kind verantwortlich.

Das alles mag richtig sein, aber Du bist nun einmal so, daß Du Dein Leben so gut wie möglich verstehen willst. Das ist Dein gutes Recht. Und es gibt genug Menschen, die das nicht wollen. Du willst auch, wie

Du schreibst, den anderen verstehen, um ihn lieben zu können. So geht es mir auch. Darum fühle ich mich Dir verwandt, und darum hast Du mir vermutlich Deine Geschichte anvertraut. Ich danke Dir für dieses Vertrauen, ich betrachte es als ein großes Geschenk.

Meine erste Ehe war ebenfalls geprägt von endlosen Mißverständnissen, sie war weniger qualvoll als Deine, aber auch unerfüllt. Ich hatte nie das Gefühl, verstanden zu werden, muß aber gestehen, daß auch ich Nicole nicht zu verstehen vermochte. Warum habe ich sie dennoch geheiratet? Lange dachte ich, aus Trotz Dir gegenüber, weil Du mich verlassen hast. Ich wollte eine Frau haben, bei der ich sozusagen sicher sein konnte, niemals verlassen zu werden. Aber ein solches Motiv ist viel zu schwach, um eine Ehe lebendig zu erhalten. Bald schon fühlte ich mich wie in einem Gefängnis, ohne den Mut, meinen Willen zu zeigen, wie einst bei meiner Mutter, der ich kaum je zu widersprechen gewagt hatte.

In der Ehe spürte ich mein Unbehagen viel deutlicher als in der Kindheit, ich konnte es allerdings nicht artikulieren. Nicole schien in einer anderen Welt zu leben als ich. Ich fühlte mich allein und meinen Gefühlen ohnmächtig ausgeliefert. Das sehe ich erst heute deutlich. Mit Monika habe ich eine Beziehung, die so ganz anders ist, weil sie auf Gegenseitigkeit beruht. Mit Dir meinte ich zwar offene Gespräche geführt zu haben, aber nachdem Du mit Max eine Verbindung eingegangen warst, hielt ich meine guten Erinnerungen an Dich für Selbsttäuschung. Ich konnte Dich einfach nicht mehr verstehen.

Jetzt begreife ich erst, weshalb Du Dich mit Max so lange gequält und seine Verschlossenheit und Unfreundlichkeit so lange ertragen hast. Schon als Kind mußtest Du viel zuviel alleine ertragen und tragen. Meine Kindheit verlief wesentlich besser als Deine, zweifellos. Aber auch ich mußte einiges aufarbeiten, vor allem meine Beziehung zur Mutter. Im Gegensatz zu Dir hatte ich aber Geschwister und war mit meinen Familienproblemen nicht allein.

Ich meinte in meiner ersten Ehe, daß es an meinem Groll und meinen Erfahrungen in der Kindheit lag, wenn ich meine Frau nicht verstand. Dafür habe ich mich oft beschuldigt, habe von mir erwartet, jede Frau verstehen zu können, weil meine Mutter so viel Verständnis von mir erwartete. Ich war natürlich viel zu klein gewesen, um diesen Erwartungen zu entsprechen, aber bemüht hatte ich mich doch. Seitdem ich mit Monika lebe, weiß ich, daß meine Bemühungen hoffnungslos waren, weil Nicole mir einfach wesensfremd war. Noch heute kann ich sie nicht verstehen, auch wenn wir keine Konflikte und keine Anlässe mehr zu Konflikten haben, weil unsere Kinder jetzt erwachsen und selbständig sind.

Ich denke, daß wir beide, Du und ich, zuerst Partner gewählt haben, bei denen wir die Hoffnungslosigkeit unserer Anstrengungen in der Kindheit wiederholen mußten. Wir wollten im Grunde unsere Eltern in ihnen verändern. Mein kindlicher Wunsch, die Mutter zu verstehen und sie damit endlich glücklich zu machen, trieb mich dazu, eine Partnerin zu wählen, bei der ich schließlich als Erwachsener die Unerfüllbarkeit dieses Wunsches erkennen und ihn aufgeben konnte.

Der jüngste Sohn scheint ähnliche Interessen wie Nicole zu haben: Karriere, Mode, die Luxuswelt. Ich habe mich, ähnlich wie Du, lange mit Schuldgefühlen geplagt, weil ich mit ihm wenig Kontakt hatte nach der Scheidung und dadurch vielleicht versäumt hatte, sein Interesse für geistige Werte zu wecken. Aber nun muß auch ich einsehen, daß er das Recht hat, seiner Mutter zu gleichen, und ich mich nicht dafür beschuldigen muß. Deine Geschichte mit Carla ist viel komplizierter geworden, weil der Anfang so schwierig war und Du Dich für jedes Mißgeschick beschuldigtest. Um keinen Preis der Welt wolltest Du wahrhaben, daß Carla auch ihrem Vater gleicht. Das mußte Dich am meisten getroffen haben. Da ich Max und Dich kenne, kann ich mir das gut vorstellen.

Unsere Geschichte mit unseren Kindern können wir nie mehr ändern, aber diese Erfahrung führte mich dazu, daß ich mich zunehmend für die Probleme des Lebensanfangs interessiere und mich für die Verbreitung der entsprechenden Informationen einsetze. In den letzten Jahren beschäftigt mich sehr stark die Frage, wie man unnötige Traumatisierungen von Kleinkindern vermeiden könnte oder zumindest lernen kann, sie besser zu verstehen, um den Kindern, solange sie klein sind, zu helfen, sie rechtzeitig zu verarbeiten.

Erst in den letzten Jahren haben sich die Wissenschaftler zu der Wahrheit durchgerungen, daß die häufige Berührung und die Massage des Säuglings bzw. des Kindes in den ersten zwei Jahren von entscheidender Bedeutung für die Entwicklung seines Gehirns seien. Ashley Montagu hat dies zwar bereits vor fast dreißig Jahren geschrieben[3], vereinzelte Psychologen auch, aber nun wird darüber auch in *Newsweek* berichtet[4], und damit wächst die Chance, daß Eltern mehr darüber erfahren, wie sehr die Babys ihre Nähe und Berührung brauchen. In meiner ersten Ehe haben wir vieles auch noch nicht gewußt und haben später, ähnlich wie Du, schmerzhafte Versäumnisse feststellen müssen.

Ursprünglich hat mich Monika auf diese Thematik aufmerksam gemacht. Sie arbeitet mit Hebammen und schwangeren Frauen zusammen und versucht, ihnen die Bedeutung des »Bondings«, des direkten Haut- und Augenkontakts zwischen Mutter und Neugeborenen, zu erklären. Es ist kaum zu verstehen, daß trotz Schwangerschaftskursen und einer wahren Flut von Büchern für werdende Mütter so viele Frauen immer noch nicht wissen, wie wichtig die ersten Minuten nach der Geburt für die Lebensqualität des Kindes sind und daß eine Mutter, die in diesen Minuten Körperkontakt zu ihrem Baby hat, die kindlichen Gefühle dank dieses Kontakts leichter nachempfinden kann. Ihr Körper schüttet dann Hormone aus, die ihr helfen, die Bedürfnisse ihres Kindes wahrzunehmen. Damit werden entscheidende Weichen für die Entwicklung des Menschen gestellt.

3 Montagu, Ashley: *Touching. The Human Significance of the Skin*, Harper and Row, 1971.
4 »Your Child from Birth to Three«, in: *Newsweek*, Spring/Summer 1997.

Monika und ich versuchen, diese Erkenntnis unter werdenden Eltern und in Krankenhäusern zu verbreiten. Viele Erwachsene wissen nicht, daß das Kind von Anfang an fühlt und daß seinem sensiblen Wesen von Anfang an Rechnung getragen werden muß, weil sie als Kinder lernen mußten, sich unempfindlich zu machen. Manche erfahren es in Therapien, manchmal zu spät, als daß die eigenen Kinder davon noch einen großen Nutzen hätten. Vieles ist in den letzten Jahren versucht worden, um das Fühlen des Neugeborenen verständlich zu machen, aber noch lange nicht genug. Erst heute beginnen einige Fachleute, die Tragweite der frühkindlichen Verletzungen in den Krankenhäusern ernst zu nehmen.

Vor kurzem habe ich ein Buch über Beschneidungen gelesen. Laut dem Autor, Ronald F. Goldman[5], wurden in der letzten Generation mehr als achtzig Prozent der Amerikaner kurz nach der Geburt angeblich aus hygienischen Gründen routinemäßig in den Krankenhäusern beschnitten. Die Männer, die in Therapien die frühen Gefühle entdecken, haben häufig den Eindruck, ihre Mütter hätten sie verraten, als sie der Beschneidung zustimmten. Der Kampf gegen diesen Brauch wurde von einigen Krankenschwestern eingeleitet, die sich weigerten, bei Beschneidungen zu helfen.

Der Autor des Buches, selber ein Arzt, zeigt anhand zahlreicher Befragungen, wie schwer es ist, Mediziner von der Schädlichkeit der Beschneidung zu überzeu-

5 Goldman, Ronald F.: *Circumcision: The Hidden Trauma*, Vanguard, 1996.

gen. Entweder leugnen sie, daß es sich hier um ein Trauma handelt, oder sie bagatellisieren die Folgen. Mit Beispielen aus dem Klinikalltag illustriert Goldman seine These, daß viele Mütter eigentlich gegen ihr Gefühl diesen medizinischen Eingriff an ihren Kindern akzeptiert hatten, der nicht einmal in der religiösen Tradition begründet war, und daß sie später sehr darunter litten.

Eine Frau erzählt, daß ihr Sohn nach der Geburt nie geweint habe, vertrauensvoll und zufrieden habe er jeweils an ihrer Brust gesaugt. Dann sei er zur Beschneidung von ihr getrennt worden, und danach sei nichts mehr gewesen wie zuvor. Er habe oft lauthals geschrien, habe sich geweigert, an ihrer Brust zu saugen, und die Beziehung zwischen ihm und ihr sei gestört geblieben. Das ist um so tragischer, als der Anfang so vielversprechend war. Mir fällt jetzt diese Geschichte ein, nachdem Du über die Folgen von Kampfer geschrieben hast. Viele Frauen könnten sicher von ähnlichen Erlebnissen berichten.

Heute denke ich, wir brauchen beides: auf der einen Seite Informationen, aber auf der anderen Seite müssen wir uns, zumindest in bestimmten Fällen von schwerem Mißbrauch, dem Leiden unserer eigenen Geschichte aussetzen. Erst dann können wir die lebenswichtigen Informationen annehmen und situationsangemessen verantwortlich handeln. Beide Informationsquellen, die aus der eigenen individuellen Kindheit und die anderen, aus den neuesten Beobachtungen an Säuglingen, stehen in einer Wechselwirkung. Unsere Sensibilität für die Signale der Neugeborenen beginnt vermutlich da, wo wir aufhören, uns gegen unsere eigene Geschichte zu wehren.

Zweifellos müßte man, um tragische Fehler zu vermeiden, mehr Aufklärungsarbeit leisten: in der Geburtspraxis, in der Erziehung, im Strafvollzug. Doch häufig nutzen Informationen nicht viel, solange unsere Gefühle in einer totalen Amnesie blockiert sind. Das bloß intellektuelle Wissen genügt nicht, es dringt nicht bis zu unserem Verhalten durch. Starke Gefühlserschütterungen hingegen können eine Öffnung bewirken. Und diese Gefühle setzen unweigerlich ein, wenn Menschen über ihre Kindheit jemandem erzählen, von dem sie sich verstanden fühlen. Heute kann man das sogar auf Videoaufnahmen beobachten.

Ein japanisches Fernsehteam hat einen Dokumentarfilm gedreht, den ich gesehen habe. Schwerverbrecher, die nie irgendein Gefühl zugelassen haben, erhalten Gruppentherapie, in der sie über ihre Kindheit erzählen, und es ist erstaunlich, wie viel Gefühl ihre Gesichter plötzlich ausdrücken. Viele können zum erstenmal in ihrem Leben weinen und über ihr Schicksal traurig sein. Sie fangen an zu begreifen, daß sie gemordet haben, nur um dem zu entgehen, was sie nun empfinden.

An der Veränderung dieser Gesichter wird deutlich, daß alle Bücher und Presseberichte der Welt vor dem Durchbruch der Gefühle bei diesen Menschen erfolglos gewesen wären. Erst jetzt sind sie fähig zu verstehen, warum sie etwas getan haben, das sie gar nicht tun wollten, und erst jetzt sind sie fähig, Informationen aufzunehmen, die ihnen helfen können, Fehlentscheidungen in der Zukunft zu vermeiden. Mit ihrer starken Gefühlsunterdrückung wären sie nicht nur in ihrer Ignoranz, sondern auch in ihrer Gefährlichkeit für die Gesellschaft und für sich selbst steckengeblieben.

Es ist sehr schmerzhaft, sich mit dem Leiden unserer Kindheit zu konfrontieren, darum kann ich verstehen, daß viele Menschen einen anderen Weg wählen und nichts darüber wissen wollen. Aber ich bin froh, daß es nicht alle tun, und ich bin froh, daß wir uns, nach so vielen Jahren, erneut begegnet sind. Wir konnten einiges aus unserer gemeinsamen Vergangenheit klären und verstehen uns heute besser als früher. In Berkeley trennten uns viele Barrieren, aber offenbar waren wir uns immer schon ähnlich in der Art, wie wir gefühlsmäßig auf die Umwelt reagieren. Leider waren wir damals nicht frei, um das zu leben, was wir waren.

Alles Liebe, Dein Daniel

2. Jolanta und Linda –
Wirklich willkommen

Liebe Mary,

ich schreibe Dir auf dem Flug von Los Angeles nach Chicago, wir überfliegen gerade den Grand Canyon, und ich habe noch einige ungestörte Stunden vor mir, um Dir meine Eindrücke, frisch wie sie sind, gleich mitzuteilen, noch bevor ich wieder zu Hause bin und der Alltag mich in Beschlag nimmt.

Wie Du weißt, habe ich in Los Angeles Doris besucht, mit der ich früher eng befreundet war, die ich aber seit ihrer Hebammenausbildung lange Zeit nicht mehr gesehen hatte.

Nach Jahren als Hebamme in einer Klinik hatte Doris beschlossen, Mütter bei Hausgeburten zu begleiten und sie vorher schon auf die Geburt seelisch vorzubereiten. Dazu richtete sie sich eine eigene Praxis ein. Sie erzählte mir von einer Mutter, die zweimal mit Kaiserschnitt entbunden worden war, bei der dritten Schwangerschaft aber dank beruhigender und ermutigender Begleitung imstande gewesen sei, bis zu den plötzlich einsetzenden starken Wehen den Garten zu bestellen. Kurz nachdem sie in Doris' Praxis erschienen war, kam das Kind zur Welt. Die Nachbarin habe ihren Augen nicht getraut, als sie die Frau einige Stunden später mit dem Neugeborenen auf dem Arm nach Hause kommen sah.

Doris hat vorgeschlagen, ich solle einer ihrer Hausgeburten beiwohnen, und das habe ich gemacht. Davon möchte ich Dir berichten.

Jolanta, so heißt das Kind, wurde von der ganzen Familie bereits sehnsüchtig erwartet. Die Eltern freuten sich auf das kleine Mädchen. Sie hatten beide Buben, vier und zwei Jahre alt, auf die neue Situation gut vorbereitet.

Die Geburt verlief problemlos. Das Neugeborene weinte nicht, lag auf dem Bauch der Mutter und schaute neugierig in deren Gesicht. Die Mutter strahlte, streichelte ihre winzige Tochter und konnte kaum die Augen von ihr lassen. Das Baby wurde weder gebadet noch geimpft, es lag ruhig und lernte langsam, selbständig zu atmen. Es schrie nicht einmal, als schließlich die Nabelschnur durchschnitten wurde, es atmete nur tief ein. Früher hatte man die Neugeborenen an den Füßen gehalten, um ihnen das Atmen zu erleichtern, und merkte nicht, daß man ihnen gerade damit einen Schock versetzte. Man sagte, der Schrei sei ein Zeichen, daß die Lunge zu arbeiten begonnen habe. Warum bloß wollen wir Menschen die Natur verbessern, die doch vollkommen funktioniert, wenn sie nicht daran gehindert wird?

Jolanta wurde an die Brust gelegt und saugte vom Kolostrum, der dunklen Flüssigkeit, die sich noch vor der Muttermilch bildet und die Babys mit Immunstoffen versorgt. Doris erzählte mir, daß man früher den Säugling nicht unmittelbar an die Brust angelegt hat. Nicht selten bekam er einen ganzen Tag keine Muttermilch, weil man annahm, daß Kolostrum schädlich sei. Man ließ das kleine Wesen einfach vor Hunger schreien. Michel Odent, der sich als Theoretiker und Praktiker eingehend mit Fragen um die Geburt befaßt hat, glaubt, daß diese Meinung noch immer weit verbreitet ist, unbegreiflicherweise auch bei Völkern, die eine natürliche Geburt praktizieren. Mittlerweile ist die Bedeutung des Kolostrums aber nachgewiesen und unbestritten. Aber zurück zu unserer kleinen Jolanta.

Sie saugte von Anfang an gierig an der Brust. Zwischen den Mahlzeiten schlief sie und weinte nur, wenn sie Hunger hatte, erzählte uns später die Mutter. An der Brust beruhigte sie sich sofort wieder. Nach fünf Tagen entnahm Doris dem Baby nach dem Stillen die erste Blutprobe mit einem kleinen Stich in die Ferse. Einen solchen Schmerz, erklärte mir Doris, dürfe man einem Säugling nicht mit leerem Magen zufügen. Das Kleinkind sollte sich wohl fühlen, satt sein und in den Armen der Mutter liegen.

An all das hielt sich Doris sehr gewissenhaft. Selbst dann schüttelte der plötzliche Stich den kleinen Körper, er wirkte wie ein Schock, auch wenn er kaum eine Minute dauerte. Danach schien alles überstanden zu sein. Jolanta war einen langen Moment ganz ruhig. Dann begann sie plötzlich aus voller Kraft wieder zu schreien, und mein Eindruck war, daß dieser Schrei eine andere Qualität hatte, nicht nur die körperliche Reaktion auf den körperlichen Schmerz vermittelte, sondern eine tiefe seelische Verzweiflung zum Ausdruck brachte, die mit dem Stich und der daraus entstandenen Verwirrung etwas zu tun hatte. Die Mutter versuchte, Jolanta mit allen Mitteln zu trösten, mit Schaukelbewegungen, mit Streicheln und indem sie ihr die Brust bot. Doch all diese Liebesbekundungen nützten nichts.

Offenbar war Jolanta auf solche Übergriffe nicht vorbereitet, nicht programmiert und hatte keine naturgegebenen Antworten darauf. Es schien fast, als müsse der Körper die ganze Enttäuschung über den unerwartet zugefügten Schmerz loswerden, als ob die kleine Person fragte: »Was ist passiert? Ich habe brav an der Brust meiner Mutter gesaugt – bisher war das in Ordnung. Wieso werde ich auf einmal gestochen? Ich begreife nicht, wie diese Welt funktioniert, was ich zu erwarten habe. Ich kann nur schreien und toben. Schmerzen dieser Art habe ich im Mutterleib nicht kennengelernt. Werden solche Schmerzen wiederkommen, wenn ich an der Brust meiner Mutter liege?«

Der körperliche Schmerz war längst verflogen, da rebellierte Jolanta noch immer mit allen Gliedern bis hin zu den Fingern und Zehenspitzen gegen den Eingriff. Hinterläßt ein solches Trauma zwangsläufig Spuren? Vermutlich nicht. Jolanta lag ja in den Armen einer Mutter, welche Ruhe und Geduld bewahrte. Zärtlich blickte sie das Kind an und schien irgendwie stolz, daß ihr Baby sich bereits Gehör zu verschaffen vermag: Wird sich ihre Tochter später einmal besser durchzusetzen wissen als sie?

Nach zehn Minuten hörte Jolanta auf zu schreien, und Doris massierte ihren Körper. Die Kleine reagierte erst mißtrauisch, aber bald begann sie die Berührungen zu genießen. Auch das anschließende Bad sagte ihr offensichtlich zu, obwohl der auf Doris gerichtete Blick immer noch ein wenig Vorsicht und Mißtrauen verriet. Vor der Blutentnahme war dieser Argwohn noch nicht zu beobachten. Der Stich war für das Kleinkind eindeutig ein Schock, doch dank der Einfühlsamkeit der Mutter, der Erfahrung der Hebamme und dem Mitgefühl der Brüder, die ihr Schwesterchen streichelten, scheint Jolanta den Eingriff relativ schnell überwunden zu haben.

Wie oft habe ich bei dieser Geburt an Deine vor bald vierundzwanzig Jahren gedacht. Wie gerne hätte ich meine Kinder in einer solchen Atmosphäre zur Welt gebracht. Die Erlebnisse mit Jolanta verstärkten noch meine Trauer darüber, daß ich damals so ahnungslos war, aber sie versöhnten mich irgendwie auch mit dem Schicksal. Es tröstet mich zu wissen, daß das, was ich als Mutter nicht erleben durfte, Dir und anderen jungen Müttern heute möglich ist. Inzwischen weiß man mehr, und Du hast ja eine ganz klare Vorstellung von dem, was Du willst.

Wenn ich überlege, wie unerfahren ich als werdende Mutter war, kann ich es heute noch kaum fassen, daß ich mich nicht gründlicher informierte. Als ich glaubte, die ersten Wehen gespürt zu haben, brachte mich Papa schleunigst in die dreißig Kilometer entfernte Klinik. Er befürchtete schon, wir kämen zu spät. Auf die Geburt wurde ich wie für eine Operation vorbereitet und schließlich auf ein sauberes Bett gelegt. Weil meinem letzten chirurgischen Eingriff ähnliche Prozeduren vorausgegangen waren, überfiel mich plötzlich eine Angst, die sich bis zu Panik steigerte. Wahrscheinlich erinnerte mich das Ganze unbewußt auch an meine eigene traumatische Geburt.

Inzwischen weiß ich natürlich, daß Schwangere nicht selten bereits einige Tage vor der Geburt wilde Wehen verspüren, die wieder abflauen, wenn die Hebamme sich vergewissert hat, daß die Niederkunft noch nicht in den nächsten beiden Tagen zu erwarten ist. Diese Beruhigung fehlte mir, ich war in der Klinik einem Streß ausgesetzt, und kein Mensch sprach mit mir darüber. Ich war verzweifelt, der Erwartung des Personals, daß ich mich nun entspannen sollte, nicht entsprechen zu können. Die Folge war, daß sich mein ganzer Körper verkrampfte und die Wehen völlig aussetzten.

Es war eigentlich ein Glück, daß Du in diesem Moment Deine Bemühungen einstelltest. Du wolltest offenbar nicht auf die Welt kommen, solange Deine Mutter soviel Angst hatte. Ich wurde aus der Klinik entlassen, ging mit Papa mehrmals spazieren und entspannte mich schließlich. Erst dann, am dritten Tag, setzten die richtigen Wehen ein, der Geburtskanal begann sich zu öffnen, und Du kamst innerhalb weniger Stunden ohne die geringsten Komplikationen zur Welt.

Als ich Doris von Deiner Geburt erzählte, war sie nicht im geringsten erstaunt. Sie wußte von vielen vergleichbaren Fällen. Die positiven Erfahrungen mit Hausgeburten, sagte sie, seien bei uns noch zu wenig bekannt. In Holland hingegen würden bereits sechzig Prozent der Frauen zu Hause oder in eigens für die natürliche Geburt eingerichteten Häusern gebären. Wie lange wird es noch dauern, bis sich das Selbstverständliche durchsetzt und die Frauen es sich nicht mehr ausreden lassen?

Nun wird das Essen serviert. Gut, daß ich Dir in Ruhe schreiben konnte. Ich rufe Dich an, sobald ich in Chicago bin.

Liebe Grüße von Deiner Mama

Liebe Mama,

Du hast mir lange nicht geschrieben. Deinem Brief merke ich an, wie sehr Du Dich in der Zwischenzeit entwickelt hast. Der Aufenthalt in Los Angeles hat Dir offensichtlich gut getan. Meine Geburt erwähntest Du früher schon oft, aber irgendwie verschloß ich die Ohren. Vermutlich bedrückten mich Deine Schuldgefühle. Du warst so unglücklich, daß die Wehen zurückgegangen waren, und erzähltest, meine Geburt habe drei Tage gedauert und sei *für mich* traumatisch gewesen. Das beängstigte mich. Ich fühlte mich dafür verantwortlich, daß Deine Wehen zurückgegangen waren und ich Dich nicht schnell genug von Deiner Angst erlöst hatte. Das belastete mich. Zudem fühlte ich mich aufgerufen, Dich zu trösten und Dir zu verzeihen, damit Du Dein schlechtes Gewissen endlich los würdest. Es war ein Teufelskreis, denn Deine Schuldgefühle stammten ja wahrscheinlich aus Deiner eigenen Kindheit. Nichts, was ich tat oder sagte, vermochte wirklich etwas zu ändern.

Nun bin ich froh, daß Du die Selbstvorwürfe bezüglich meiner Geburt endlich hinter Dir gelassen hast. Seit Jahren versuche ich mir beizubringen, Deine Probleme nicht zu übernehmen, und das gelingt mir immer besser. Aber jetzt, da ich in zwei Monaten selber Mutter werde, hätte sich Dein Einfluß wohl wieder stärker geltend gemacht. So fühle ich mich entlastet und dankbar gegenüber Doris und Jolanta, die Dir neue Erfahrungen vermittelt haben. Es war nicht Deine Schuld, daß Dir in der Klinik niemand beistand.

Und nun, nach fünfundzwanzig Jahren, weißt Du dank Doris endlich auch, daß Wehen nicht selten zurückgehen. Aber auch ich war unschuldig, ich wartete in Deinem Bauch einfach ab, bis Du Dich beruhigt hattest. Diese Erkenntnis läßt meine Geburt in einem neuen Licht für mich erscheinen. Statt mich als passiv und ängstlich zu erfahren, sehe ich mich jetzt als eine Frau, die schon im Mutterleib spürte, wie sie Gefahren umgehen und sich durchsetzen kann. Wäre ich geboren, als Du in Panik warst – wer weiß, was aus mir geworden wäre. Zum Glück entließ man Dich wieder aus der Klinik und räumte Dir Zeit ein, Dich zu entspannen. Weit schlimmer wäre es gewesen, wenn man die Geburt medikamentös beschleunigt hätte.

Über die seelischen Folgen solcher Eingriffe machte man sich früher keine Gedanken. Wenn ein Kind autistisch zur Welt kam, suchte man die Gründe in seinen Genen, ohne sich jemals zu überlegen, was ihm schon im Uterus zugestoßen war. Viele Kliniken schließen Wochenendgeburten aus. Mit Hilfe von Medikamenten läßt sich das regulieren: Man kann Ungeborene zwingen, an Arbeitstagen zur Welt zu kommen, oder sie per Kaiserschnitt holen.

Es gibt allerdings auch Ärztinnen und Ärzte, die Hausgeburten begleiten. Sie lernen dabei etwas, das in ihrem Studium ausgeblendet wurde: Respekt vor den

Gefühlen der Gebärenden. Eine solche Ärztin habe ich gefunden, sie ist nicht nur Medizinerin, sondern auch Hebamme und Mutter mehrerer Kinder. Sie hat über tausend Hausgeburten hinter sich. Ralph wird natürlich auch dabeisein, und wir brauchen nicht in Panik zur Klinik zu fahren. Wir werden unser Kind in Ruhe zu Hause erwarten, und meine Ärztin wird uns beistehen, sofern das nötig sein sollte. Nicht mehr.

Schon vor der Geburt unseres Kindes ist uns bewußt, daß es uns nicht immer gelingen wird, dem Kind gegenüber aus der Sicht eines erwachsenen Ehepaares heraus zu handeln und in jeder Situation so unbefangen und angstfrei zu bleiben, wie wir es möchten. Niemand kann uns garantieren, daß uns bei neuen Situationen oder Schwierigkeiten nicht die alten Gefühle der Ohnmacht überfallen. In solchen Fällen hilft es jedoch, wenn der Partner das nicht verübelt und nicht etwas fordert, das wir im Moment unfähig sind zu geben. Das heißt, wenn er in solchen Augenblicken nicht auch noch in kindliche Ängste verfällt.

Ich beschreibe Dir hier nicht eine angelesene Theorie, sondern unseren Alltag. Wir haben verschiedentlich erlebt, daß Ralph, der, wie Du weißt, einen brutalen Vater hatte, beim kleinsten Anlaß von der Angst, abgelehnt und gedemütigt zu werden, überfallen wurde. Ich weiß inzwischen, daß ich in solchen Fällen der Versuchung, mit Ungeduld oder Hilflosigkeit zu reagieren, widerstehen muß und diese Reaktion aufschieben sollte, bis Ralph in die Realität zurückgefunden hat und in mir nicht mehr seinen rasenden Vater oder die ihn verlassende Mutter sieht. Erst dann lasse ich meine Ängste zu. Ich weiß ja, daß sein Zustand nicht ewig dauert und eine Erinnerung an frühe Erlebnisse darstellt. Ich kann diesen Aufschub verkraften, weil Ralph sich mir offen mitteilt und sich nicht hinter einer Maske versteckt, um sich die Illusion der Macht zu verschaffen.

Ich hoffe, daß wir dank der positiven Erfahrungen miteinander von unserem Kind nicht erwarten werden, es befreie uns von unseren Ängsten. Das wird es sicher nicht können, und das ist auch nicht seine Aufgabe. Als Kind habe ich lange versucht, Dich von Deinen Ängsten zu befreien, das Ergebnis war, daß ich sie selbst übernommen habe. Das hat weder Dir noch mir genützt. Ich bin froh, in Ralph einen Partner gefunden zu haben, der meinen Hang nicht ausnützt, sich die Leiden des Gegenübers aufzuladen, also das zu fühlen, was der andere nicht fühlen will. Er kann mir seine Gefühle mitteilen und beschreiben, aber er braucht sie mir nicht aufzubürden und mich dafür verantwortlich zu machen. Du kannst Dir sicher vorstellen, wie neu das für mich ist und welche Befreiung es bedeutet.

Du siehst, daß ich schon vor Deiner Reise nach Los Angeles die Geburt unseres Kindes vorbereitet habe. Dein Brief kam als ein zusätzliches Geschenk. Vermutlich bist Du zu Doris gefahren, um mir neue Informationen zukommen zu lassen. Schade, daß Du nicht schon viel früher *für Dich* nach Los Angeles gereist bist. Aber offenbar braucht alles seine Zeit. Lieber spät als nie. Ich freue mich auf Deinen Besuch und spüre jetzt nicht mehr die Angst, Du könntest mich mit Deinen Schuldgefühlen erneut verunsichern. Das entlastet meine Beziehung zu Dir und freut mich ganz besonders.

Alles Liebe, Deine Mary

Liebe Doris,

ich war so erfüllt von den Tagen in Los Angeles, daß ich noch im Flugzeug meiner Tochter Mary über Jolanta geschrieben habe. Nun bin ich einige Wochen in Chicago, und ich hatte zufällig auch hier Gelegenheit, einer Hausgeburt beizuwohnen. Natürlich möchte ich meine Eindrücke mit Dir teilen und von Dir hören, wie Du über meine laienhaften Schlüsse denkst.

Es handelt sich hier um die Entbindung von Anna, der Tochter meiner guten, tragisch verstorbenen Freundin. Anna wünschte sich meine Gegenwart bei der Geburt, nachdem ich ihr von den Erlebnissen bei Dir erzählt hatte. Die Geburt fand eigentlich unter optimalen Bedingungen statt. Annas Mann Robert war sehr behutsam, sehr zärtlich, hielt sie viel in seinen Armen, und man hatte den Eindruck, daß sie beide zusammen den ganzen Prozeß durchliefen. Beide freuten sich schon lange auf das Kind, und es gab keine Widerstände dagegen. Auch die Lage des Kindes bot keine Probleme.

Daher war es für die Hebamme ein Rätsel, weshalb die Eröffnungsphase trotz der optimalen Bedingungen fast zehn Stunden dauerte und die Öffnung immer noch ungenügend blieb. Ich zog mich ins Nebenzimmer zurück, weil ich mir vorstellte, daß meine Gegenwart Anna an den tragischen Tod ihrer Mutter erinnern könnte, so daß sie durch ihre Trauer in ihrer Freude auf das Kind gehemmt sein würde. Als die Hebamme zu mir ins Nebenzimmer kam, äußerte ich ihr meine Vermutung. Die sonst sehr offene und verständnisvolle Hebamme meinte, man solle einer Gebärenden keine Fragen stellen; sie sei sicher durch etwas blockiert, doch der Grund ist ihr nicht bewußt, sonst gäbe es keine Blockierung. Sie wollte Anna eher ein homöopathisches Mittel geben, das ihr helfen würde, sich zu entspannen.

Ich sprach auch mit Robert über meine Vermutung, als er für einen Moment in das Nebenzimmer kam. Er war nicht durch fachliche Erfahrungen voreingenommen und reagierte spontan positiv auf meinen Vorschlag, mit Anna zu sprechen. Nachdem er Anna fragte, ob meine Gegenwart sie störe, verneinte sie eindeutig und brach in Tränen aus. Offenbar war es nicht der Tod ihrer Mutter, der sie daran hinderte, sich zu öffnen. Es war ein Erlebnis, von dem sie zwar vor Jahren Robert erzählt hatte, aber während der ganzen Schwangerschaft nie davon bedrängt wurde. Und nun kämpfte sie mit sich selber in der Bemühung, die schrecklichen Erinnerungen von sich fernzuhalten. Dafür verbrauchte sie beinahe ihre ganze Energie, die sie doch ihrem Kind und der Geburt widmen wollte.

Als sie fünfzehn Jahre alt war, wurde sie, zusammen mit einer Klassenkameradin, von einer Gruppe Jugendlicher angegriffen und vergewaltigt. Sie konnte alles den Eltern erzählen und fühlte sich durch ihr Mitgefühl gehalten und gestärkt. Doch jetzt fühlte sie sich allein mit den einbrechenden Erinnerungen, denn sie hatte gemeint, hier sei nicht der Ort, um darüber zu sprechen. Vielleicht hielt sich auch Robert an die Regel, daß man bei der Geburt nicht mit der Gebärenden sprechen soll. Und nun genügte es, daß Robert sich nach Annas Gefühlen erkundigte, damit sie aufhörte, sich gegen ihre Erinnerung zu sperren und in seinen Armen weinen konnte.

Erst dieses Weinen verhalf ihr zur Entspannung, weil sie verstanden hat, daß und warum sie im Grunde Angst hatte, sich zu öffnen. Ihr Körper erwartete die nächste Katastrophe, falls er sich öffnen sollte, weil der Vorgang der Geburt die unbewußte Angst vor der Wiederholung des Traumas reaktivierte. Sie hatte daher stundenlang gestöhnt, angeblich unter den Wehen, aber eigentlich litt sie, ohne dies zu wissen, unter den Schmerzen der damaligen Erniedrigung und Ohnmacht.

Als sie sich nicht mehr allein damit fühlte, dauerte es nur wenige Minuten, bis die Preßwehen einsetzten und das Kind, eine halbe Stunde später, zur Welt kam. Ohne Mittel, ohne einen Schnitt, in Kauerstellung, beinahe schmerzlos.

Vielleicht hätte man im Krankenhaus nicht so lange gewartet. Aus Sorge um das Kind hätte man vermutlich einen Kaiserschnitt gemacht, was Anna, die sich sehnlichst eine natürliche Geburt wünschte, möglicherweise als Vergewaltigung erlebt hätte. Warum bloß tun wir so viel, nur um das Reden und Fragen zu vermeiden? Fürchten wir die Antworten? Durch diese gutmeinende, aber nicht immer hilfreiche Zurückhaltung kann es geschehen, daß die Gebärende mitten unter den liebenden Menschen in die extreme seelische Einsamkeit gerät, gerade in dem Moment, in dem sie von traumatischen Erinnerungen im Körper überfallen wird.

Ich stelle mir vor, daß das Interesse einer geliebten oder auch schon einer freundlichen, taktvollen Person die werdende Mutter aus ihrer Einsamkeit herausholen und ihr bei der Verarbeitung der traumatischen Erinnerungen helfen könnte. So könnte diese Zuwendung vielleicht den natürlichen Vorgang der Kontraktionen von der Verstrickung mit früheren schmerzhaften Erlebnissen befreien und ihn dadurch verkürzen. Was meinst Du dazu?

Viel gelernt habe ich auch vom Verhalten der kleinen Linda nach der Geburt. Sie schaute zuerst umher, als ob sie sich vergewissern wollte, daß keine Gefahr auf sie lauert, und weinte nicht einmal, als die Nabelschnur durchschnitten wurde.

An Annas Brust gelegt, erkannte sie die Mutter sofort, griff nach der Warze und saugte sogar. Doch immerzu unterbrach das Saugen ein heftiges Weinen, von dem ich den Eindruck hatte, daß es eine Geschichte erzählte.

Es war die Geschichte des Kampfes ums Überleben, den Linda mehrere Stunden lang im Geburtskanal, ohne Zeugen, ganz allein im Dunkeln, hatte durchkämpfen müssen. Ihre Mutter wurde von uns allen in ihrem Schmerz begleitet, getröstet, und sie wußte als Erwachsene, daß all das einmal, sogar bald, ein Ende nehmen würde. Sie hatte sich über den ganzen Prozeß bestens orientiert. Und doch war das Warten für sie so qualvoll.

Um so qualvoller, dachte ich, müßte sich diese Zeit für ein noch Ungeborenes anfühlen, das die Vorgänge um es herum nicht im geringsten verstehen kann, das zum Ausgang vorbereitet ist, aber nun stundenlang warten muß, die Angst der Mutter spürt und nichts tun kann, um seine Lage zu verändern, solange sich die Mutter nicht öffnet. Es weiß nicht, daß alles wahrscheinlich gut enden wird, es weiß gar nicht, was ihm noch bevorsteht. Ich stelle mir vor, daß dieses Neugeborene im Moment der Befreiung seine Geschichte im Weinen erzählen will. Das ist ihm nur im Weinen möglich. Eine andere Sprache kennt es ja noch nicht.

Wenn die Umgebung empathisch reagiert, kann das Kind offenbar sehr schnell sein Geburtstrauma verarbeiten. Linda weinte noch ziemlich lange, beinahe eine Stunde lang, doch in den nächsten Tagen weinte sie kaum, nur kurz, wenn sie Hunger hatte, und war sofort zufrieden, wenn sie angelegt wurde.

Mit Anna und Robert war ich später noch einige Male zusammen. Sie haben sehr viel Freude an der kleinen Linda und sagen, sie meldet ihre Bedürfnisse mit einer Klarheit und Selbstverständlichkeit, die sie beide immer wieder verblüfft. Mich erstaunt dies gar nicht. Linda spürt ganz genau, daß beide Eltern sie verstehen wollen und daß sie ihnen vertrauen kann.

Nun freue ich mich sehr auf die Geburt meines ersten Enkelkindes, das ebenfalls das Glück haben wird, gut informierte und liebende Eltern zu bekommen.

Nochmals herzlichen Dank, Doris, Du hast mir in

Los Angeles eine ganze Welt eröffnet, so vieles wird mir jetzt klar.

Alles Liebe von Deiner Lisa

Liebe Lisa,

vielen Dank für Deinen Brief. Du scheinst Dich immer mehr mit meinem Gebiet zu befassen. Ich bin sehr froh darüber, denn die Information tut not, und was in den ersten zwei Jahren versäumt wurde, kann später nicht immer nachgeholt werden. Was Du über Lindas »Trauerarbeit« sofort nach der Geburt beobachtet hast, ist ein bekanntes Phänomen. Es gibt Kinder, die sogar noch Tage dafür brauchen, auch wenn alles gutgeht. Wenn sie aber von neuem traumatisiert, lieblos behandelt, von der Mutter getrennt, grundlos abgestillt werden, bekommt das Weinen natürlich eine mehrfache Bedeutung, und dessen Gründe lassen sich oft nicht mehr so leicht verstehen.

Was die Reaktion der Hebamme auf Deinen Vorschlag betrifft, so vermute ich, sie ist von der Tatsache ausgegangen, daß das Bewußtsein der Gebärenden in der Regel nicht an ihrer Vergangenheit interessiert, sondern vor allem von der gegenwärtigen Situation beansprucht ist. Die Gebärende denkt im Moment vor allem an ihr Kind und möchte alles so gut wie möglich machen, um ihm den Ausgang zu erleichtern. Doch vielen Frauen fehlt die Sicherheit, daß es ihnen gelingen wird, den Forderungen zu entsprechen, und ihre anfängliche Beunruhigung kann sich zu einer panischen Angst steigern, je mehr sich die Wehen intensivieren. Zu der Angst zu versagen gesellt sich dann noch die Angst vor den Schmerzen, die den Körper an die früheren schmerzhaften Erlebnisse erinnern.

Dann ist die Gebärende in ihrem Bewußtsein zwar immer noch von ihrer Vergangenheit getrennt, aber in ihrem Unbewußten werden gleichzeitig Erinnerungen an frühere traumatische Erlebnisse aktiviert. Der Ort, wo sich das alte Drama nun abspielt, ist jetzt der Körper. Ich denke, ähnlich wie Du, daß es in diesem Moment hilfreich sein kann, wenn eine Person da ist, die es durch ihre Fragen ermöglicht, Brücken zwischen der Situation der Geburt und den früheren Erlebnissen herzustellen.

Schon zu Beginn meiner Tätigkeit habe ich die Erfahrung gemacht, daß Frauen, die als Kinder sexuell mißbraucht wurden, manchmal größere Mühe hatten, sich bei der Geburt zu entspannen. Manchmal fürchteten sie, sich zu öffnen, aber es gab auch Fälle, in denen sie ihren Körper einst so unempfindlich gemacht hatten, daß die Geburt sehr schnell stattfinden konnte, als ob sie die Last so schnell wie möglich loswerden wollten. Nur konnten diese Frauen zunächst nichts mit ihren Kindern anfangen. Mit ihrer körperlichen und seelischen Unempfindlichkeit konnten sie sich gegen schmerzhafte Erinnerungen wehren. Erst wenn sie über das sprechen konnten, was ihnen in ihrer Kindheit geschehen war, öffnete sich ihr Herz für das Neugeborene.

Aus diesem Grund versuche ich heute noch in den Vorgesprächen wenn möglich an das Thema der frühen Traumatisierung heranzukommen. Die Frauen sind meistens dankbar, daß sie darüber sprechen kön-

nen, und ich würde meinen, daß diese Gespräche die
Zeit der Wehen stark entlasten. Nur meine Zeiteintei-
lung wird nicht dadurch entlastet. Aber das gehört
halt zu unserem Beruf.

Dir und Mary wünsche ich alles Gute. Bitte berichte mir, wie es Mary gegangen ist.

Es grüßt Dich sehr herzlich Deine Doris

Liebe Doris,

nun ist es soweit, Mary hat ein Mädchen geboren,
sie heißt Nina, und ich bin natürlich ganz in sie verliebt. Nicht nur weil es mein erstes Enkelkind ist. Sie
zeigt mir bei jeder Begegnung, daß ein menschliches
Wesen bereits am Beginn des Lebens mit gesundem In-
stinkt ausgestattet ist, der noch in unserer heutigen
Welt wunderbar funktioniert, wenn man ihn nicht
hindert, sich zu äußern. Diese Gewißheit erfüllt mich
wieder einmal mit Hoffnung.

Nina ist jetzt schon vier Wochen alt. Zuerst war sie
meistens ruhig und zufrieden, schlief viel oder saugte
an der Brust. Jetzt fängt sie an viel herumzuschauen
und lächelt häufig. Wenn etwas sie quält, zum Beispiel
die Hitze oder Kälte oder ein Unbehagen in den Där-
men, dann weint sie. Mary scheint immer zu wissen,
aus welchem Grund Nina weint, und kann sie schnell
beruhigen. Wenn Mary nicht sofort kommt, kann sich
das Weinen in verzweifeltes Schreien wandeln, in dem
sich vielleicht alle früheren Schmerzen melden, vermutlich auch das Trauma der Geburt. Aber kaum ist
die Brust da, scheint die Weltordnung wiederherge-
stellt zu sein.

Nina erobert mich ständig von neuem durch ihre Logik. Hier scheint noch alles von der Natur diktiert und daher klar zu sein. Es ist wunderbar, zu sehen, daß Eltern ihrem Kind und damit auch der Gesellschaft so viel geben können, wenn sie sich entschlossen haben, in diesen ersten Wochen und Monaten für ihr kleines Kind so vollkommen präsent zu sein, wie es Mary und Robert sind.

Liebe Grüße von Deiner Lisa

3. Anika –
Immerhin versucht

Anikas Mutter ist seit vielen Jahren von ihrem Mann geschieden und lebt heute im Altenheim. Die Tochter, gut vierzig, Romanistin und Gymnasiallehrerin in Budapest, besucht ihre Mutter dort. Sie ist froh, mit ihr in einem neutralen Raum zu sitzen, der keine Erinnerung an ihre Kindheit weckt, und findet, daß die unpersönliche Einrichtung des Zimmers sogar dem Charakter ihrer Mutter entspricht. In ihrer Wohnung hat schon früher kaum etwas Eigenes gestanden, da sie die Räume stets von anderen hatte einrichten lassen, entweder von ihren Töchtern oder vom Personal. Zeit ihres Lebens verhielt sie sich oft wie ein Kind, das man versorgen mußte. Unter der kalten, unpersönlichen Einrichtung des Altenheims litt sie offenbar nicht.

Bei Anikas früheren Besuchen drehten sich die Gespräche ausschließlich um die Belange der Mutter. Anika sprach hier noch nie über ihr eigenes Leben, und die Mutter hat kaum je danach gefragt oder unterbrach sie mit Klagen über ihre eigenen Sorgen, sobald die Tochter etwas zu erzählen begann. Heute nahm sich die Tochter vor, bei ihrem Anliegen zu bleiben.

»Weißt du, Mama«, beginnt sie, nachdem die üblichen Begrüßungsfloskeln ausgetauscht waren, »ich wollte dich stets glücklich machen. So bemühte ich mich, dein Leben so zu organisieren, daß es dir gutging. Das ist mir nie gelungen. Ich fühlte mich ständig schuldig und zu etwas verpflichtet und wußte nicht genau, zu was. Das führte zu Dauerstreß, permanenter Erschöpfung und Enttäuschung über mich selbst, weil ich das Ziel einfach nicht erreichte.«

»Habe ich dich für meine Lage je verantwortlich gemacht? Du warst doch nicht daran schuld, daß ich das kommunistische Regime haßte und daß Papa sich von mir scheiden ließ. Das waren die schweren Lebensumstände.«

»Über die hast du ja immer geklagt, deshalb wollte ich dich davon erlösen, deine Lebensumstände verändern, dir eine Emigration ermöglichen in ein Land, wo es dir besser gegangen wäre. Doch all meine Bemühungen scheiterten an deiner Unentschlossenheit. Du haßtest die Regierung, träumtest von anderen Ländern, wolltest dich letztlich aber nicht von deinen erwachsenen Kindern trennen. Darum dachtest du nie im Ernst daran, Budapest zu verlassen. Ich war die einzige, die deine Reisepläne ernst nahm und deswegen eine ausgedehnte Korrespondenz mit Leuten im Westen führte. Ich zerbrach mir den Kopf über eine Lösung, die es gar nicht geben konnte.«

»Wieso nicht?«

»Keine Tochter der Welt hätte deine Sehnsucht nach Geborgenheit, nach einem guten, freundlichen Heim befriedigen können. Statt es dir als Erwachsene selbst zu schaffen, hast du uns, deinen Kindern, Elternfunktionen aufgebürdet. Wir gaben uns zwar ständig Mühe, sie zu erfüllen. Aber zufrieden warst du nie, weil du im Grunde weiterhin und immer stärker an den Erfahrungen littest, die du als Kind gemacht hattest und später zu verleugnen suchtest.«

»Ich weiß nicht, wovon du sprichst. Ich wurde von meinen Eltern und Geschwistern geliebt, ich hatte eine wunderbare Jugend.«

»Das kann nicht stimmen. Wenn es die Wahrheit gewesen wäre, hättest du auch mir diese Liebe zu vermitteln vermocht. Gegen solche Illusionen ist nicht viel einzuwenden, wenn sie einem guttun. Doch manchmal fordern sie einen hohen Preis, den häufig die eigenen Kinder zahlen müssen. Du hattest ihn auch selbst zu bezahlen, nämlich in Form der panischen Ängste, die dich seit einigen Jahren verfolgen. Als junge Frau hast du sie noch abwehren können.«

»Was für Ängste? Worüber sprichst du eigentlich? Als junge Frau habe ich unter keinerlei Ängsten gelitten.«

»Deine Ängste hast du kompensiert, indem du Macht über mich ausgeübt hast.«

»Du benutzt starke Worte. Ich mußte dich doch erziehen, das ist vom ersten Tag an nötig, sonst wächst ein Kind zum Tyrannen heran. Du zeigtest ohnedies eine Tendenz dazu, wolltest als Kind unbedingt deinen Kopf durchsetzen. Mit viel Ausdauer brachte ich dir bei, wie man sich benehmen muß, daß man nicht egoistisch sein, sondern zuerst an die anderen denken soll usw. Mit der Zeit lerntest du das und wuchst zu einem manierlichen Mädchen heran. Dafür solltest du mir dankbar sein, es hat dich im Leben sicher weitergebracht.«

»Mama«, sagte Bella betont leise, »mit deinen Aussagen, wie du sie auch gerade wieder über die Erziehung gemacht hast, tatest du mir oft weh, und ich sah keinen Weg, die Kluft zwischen uns zu überwinden. Aber heute weiß ich nur allzu gut, daß eine Frau, die ihre Kinder auf diese unsinnige Weise mit ihren Erziehungsmethoden quält, einst selbst gequält wurde. Mir ist auch bewußt, daß du gewissenhaft warst und dir aufrichtig Mühe gabst, als Mutter alles richtig zu machen.«

»Womit habe ich dich gequält?«

»Wenn du das wirklich erfahren möchtest, kann ich dir einen Brief vorlesen. Du hast ihn mir geschrieben, nachdem ich mit meiner Analyse begonnen und dich gefragt hatte, wie ich in der Kindheit gewesen sei. Ich selbst besaß überhaupt keine Erinnerungen an diese Zeit. Willst du, daß ich ihn dir vorlese? Ich habe ihn mitgebracht.«

»Ja, lies vor.«

»In diesem Brief schreibst du also: ›Als Du acht Jahre alt warst, nahmen wir bei einem Nachbarn, der Gymnasiallehrer war, gemeinsam Deutschstunden. Eines Tages hatten wir als Hausaufgabe einen Aufsatz zu schreiben. Über Deinen Text äußerte er sich lobend, über meinen leicht abschätzig. Da hast Du eine Bemerkung gemacht, die mich schwer verärgerte. Wieder zu Hause, machte ich meiner Wut Luft und drohte Dir, Dich so zu verprügeln, daß Du es Dein Leben lang nicht vergessen würdest. Du ranntest um den Tisch, ich hinter Dir her, aber Du warst schneller, ich konnte Dich nicht packen. So zog ich den Mantel an und verließ die Wohnung. Als ich abends zurückkam, saßest

Du da und schautest mich an – das ging mir auf die Nerven. Du fragtest mich, was ich nun tun wollte, und ich sagte, Du solltest ins Bett gehen, ich würde mir noch überlegen, wie ich Dich bestrafen wolle. Ich würde auf jeden Fall mit der Rektorin Deiner Schule sprechen und ihren Rat einholen. So bist Du endlich zu Bett gegangen. Als ich am Morgen aufwachte und in Dein Zimmer reinschaute, saßest Du im Bett, schautest mich wieder mit großen Augen an und begannst, mich wieder mit Fragen zu plagen. Du sagtest, Du hättest die ganze Nacht nicht geschlafen, weil Du nicht wüßtest, was jetzt geschehen würde. Deine Fragen haben mich wie immer irritiert, und ich entgegnete, Du sollest endlich in die Schule gehen. Da sagtest Du, der Rektorin zu begegnen mache Dir angst. Darauf erwiderte ich, das geschehe Dir recht, es sei eine gerechte Strafe. Anschließend habe ich zehn Tage lang nicht mit Dir geredet. Die Wirkung dieser Maßnahme war ausgesprochen positiv, Du hast Dich stark verändert, bist nicht mehr mit Deinen Kameradinnen ausgegangen, sondern bei mir zu Hause geblieben. Das brauchte ich, denn Papa hatte bereits eine Geliebte, und ich fühlte mich einsam. Nach diesem Zwischenfall hatte ich keine Probleme mehr mit Dir.‹«

»Den Brief hatte ich vergessen, aber an die Geschichte erinnere ich mich genau. Du hast mich gequält, nicht umgekehrt. Du löchertest mich mit Fragen, die ich nicht beantworten konnte. Ich wußte wirklich nicht, wie ich dich am besten bestrafen sollte, denn deine Bemerkung hatte mich sehr verletzt.«

»Was habe ich eigentlich gesagt?«

»Das weiß ich nicht mehr.«

»Kann es sein, daß nicht ich dich verletzte, sondern die Bemerkung des Lehrers dich so getroffen hat, daß du deine Wut auf mich gerichtet hast?«

»Ich weiß es nicht. Ich hatte darunter gelitten, daß mich mein Vater nicht aufs Gymnasium gehen ließ, und durch diesen Lehrer fühlte ich mich beschämt und bloßgestellt.«

»Bei meiner Erziehung warst du bemüht, alles richtig zu machen, damit ich mich zu ›einem edlen Charakter‹ entwickle, wie du es nanntest. Unbewußt aber standest du unter dem Zwang, deine aufgestauten Gefühle an mir auszulassen. Was hinter deiner Wut auf mich stand, war dir nie bewußt. Der Brief, den du mir geschrieben hast, gibt keine Auskünfte über meine angeblich so verletzende Aussage. Alles läuft wie in Kafkas *Prozeß* ab, worin mein Vergehen bestand, erfahre ich nicht. Möglicherweise sagte ich gar nichts, ich hatte ja auch keinen Grund, schließlich hatte der Lehrer bereits gesprochen. Auf ihn eine Wut zu haben, erlaubtest du dir aber wohl nicht, und wenn, dann hättest du sie nicht auszudrücken vermocht. An mir hingegen konntest du die Wut ausleben. So hast du mich als Angreiferin erlebt, vielleicht wie in deiner Kindheit deinen Vater oder deinen Bruder, und da du an eine harte Erziehung glaubtest, die dir beinahe unbegrenzte Macht über mich verlieh, erwogst du zur Bestrafung Schläge.

Diese ›Lösung‹ deiner Probleme funktionierte, bis ich acht Jahre alt war. Danach gelang es mir offenbar, deinen Schlägen zu entkommen. Die seelische Not hielt aber an. Du ließest mich in Ungewißheit bangen und drohtest mit Denunziationen in der Schule, die doch meine einzige Zuflucht war. Das alles für Vergehen, die mir gar nicht ersichtlich waren. So wecktest du in mir ein konstantes Schuldbewußtsein. Ich hatte Angst, daß ich – ohne es zu wissen und zu wollen – ständig Dinge tat, die dich verletzten. So wollte ich erfahren, welche Dinge ich meiden sollte. Aber schon meine Fragen waren dir lästig, wie du ja selber schreibst, meine Blicke beunruhigend und mein Bedürfnis, den wahren Grund deiner Wut erfahren zu wollen, anstößig. Ich empfand mich als böse, wenn ich dich nach meinen ›Vergehen‹ fragte, weil du mir keine befriedigende Antwort gabst. Mein Bedürfnis nach Klarheit erlebte ich als Bedrohung, weil du es nicht ertrugst. Das konnte nur zu Komplikationen oder in eine Katastrophe führen.

Lange Zeit meinte ich, die einzige Möglichkeit, eine Beziehung nicht übermäßig zu belasten, bestehe im Schweigen, im Verschweigen meiner Empfindungen. Mit dir war so am besten auszukommen. Doch im Kontakt mit anderen Menschen bemerkte ich, daß nicht alle auf meine Fragen seltsam reagierten. Ich bin auch Leuten begegnet, die dankbar dafür waren. So befreite ich mich allmählich von meiner Ängstlichkeit. Der Weg war jedoch lang und schmerzhaft. Einem Menschen, der mit seinen Fragen als Kind offene Ohren gefunden hat, bleibt dieser Weg weitgehend erspart.«

»Ich durfte den Mund auch nicht aufmachen, mußte einfach gehorchen.«

»Das glaube ich dir ohne weiteres. ›Reden ist Silber, Schweigen ist Gold‹ – das war doch deine Erziehungsdevise. Das Schweigenmüssen war für mich so tragisch, weil es meine Energie, mein Vertrauen, meine Liebesfähigkeit blockierte. In Selbsthilfebüchern ist oft zu lesen, daß man sich lieben soll. Aber wie kann sich jemand lieben, der schon früh die Erfahrung gemacht hat, daß die Mutter seine Sehnsucht nach Kontakt, nach Wahrheit und Verstehenkönnen als lästig, kränkend oder gar gefährlich empfindet?

Diese Erfahrung verfolgt ihn, und unbewußt gelangt er zur Überzeugung, daß er seine Bedürfnisse unterdrücken muß, wenn er mit den anderen auskommen will. Die natürlichsten Regungen der Welt bringt er deshalb zum Schweigen, und wenn er dem Rat, sich selbst zu lieben, folgen will, stellt sich ihm zunächst die Frage, wen er da überhaupt lieben soll. Denn er weiß noch nicht einmal, wer er ist. Er kennt nur einen winzigen Teil seines Wesens.

Der Mensch lernt sich ja in den Augen der Mutter zu erkennen. Das französische Wort ›merveille‹, wunderbar, mit seiner Verbindung von ›mère‹, Mutter, und ›veille‹, wach, bringt diese Erkenntnis zum Ausdruck. Aber ich entsinne mich an keinen einzigen Blick von dir, der wirklich mir galt und nicht geprägt gewesen wäre von deinen Vorstellungen über mich. Deinen Blick sehe ich in der Erinnerung auf etwas hinter mir gerichtet, als ob du durch mich hindurch geschaut hättest.«

»Ich erinnere mich an gar keinen Blick meiner Mutter. Wenn sie nicht im Geschäft war, widmete sie sich meinem Vater. Um uns Kinder kümmerten sich Hausangestellte, und die wechselten recht oft, so daß ich mich an keine einzige entsinne.«

»Das erklärt vielleicht, warum du mich eigentlich nie wahrgenommen hast. Wenn ich jetzt darüber spreche, wie du funktioniertest, mache ich das nicht, um dir weh zu tun, sondern um unser Leben besser zu verstehen. In deinem Brief verbarg sich eine Erklärung, die ich lange nicht bemerkte. Es mußte erst viel Schweres geschehen, bis ich endlich den Mut aufbrachte, die Aussage des Briefes mit all ihren Konsequenzen zur Kenntnis zu nehmen. Der Brief zeigt, wie du mich für meine Rolle in deinem Leben programmiertest, und enthält die Botschaft: ›Du, Anika, bist böse und egoistisch, wenn du dich mit deinen Kameradinnen vergnügst und mich mit meiner Depression allein läßt. Du hast mir weh getan und verdienst eine schwere Strafe. Falls du dich von nun an ausschließlich und ununterbrochen um mein Wohl kümmerst und mir die Sorgen abnimmst, auch die Verantwortung für deine kleinen Geschwister, kannst du ihr aber entgehen.‹

Das Ende des Briefes hält fest, daß ich mich gefügt habe. Wie sehr deine erzieherische Botschaft in mich eingedrungen ist, habe ich bis vor kurzem nicht einmal geahnt. Ich verinnerlichte sie so sehr, daß ich mich immer wieder auf dieselbe Art manipulieren ließ: Jemand brauchte nur mein Mitleid zu wecken oder mir vorzuwerfen, daß ich ihn verletzt hätte, und schon hatte er bei mir gewonnenes Spiel, konnte mich in Schach halten. Für Schmeicheleien war ich kaum empfänglich, bei Heucheleien sogar besonders hellhörig, aber mein Mitleid und meine Schuldgefühle machten mich wehrlos. Den Grund für das Elend der anderen suchte ich eifrigst bei mir und verstärkte unermüdlich meine Bemühungen um das Wohlbefinden der anderen. Nur wenn ich das Gefühl hatte, mein Gegenüber sei stark und ehrlich genug für eine Konfrontation, brachte ich es fertig, mich zur Wehr zu setzen.

Hätte ich schon früher unbefangen und klar zu denken vermocht, hätte mein Leben einen anderen Verlauf genommen. Statt dessen reagierte ich noch lange wie damals mit acht Jahren: Ich kümmerte mich geduldig um dich, wollte dich endlich glücklich und zufrieden sehen. Dieses Ziel verfolgte ich dreißig Jahre lang, manchmal unter großen Entbehrungen und immer um den Preis meiner wahren Gefühle und meiner Gesundheit. Das alles nur, weil ich dich von deinen quälenden Ängsten befreien wollte, um endlich in Ruhe leben zu können.«

»Übertreibst du nicht, wenn du mir in deinem Leben eine solch bedeutende Rolle zumißt? Ich hatte jedenfalls nie das Gefühl, für dich besonders wichtig zu sein.«

»Natürlich gab es auch andere Einflüsse. Aber hier sprechen wir doch über unsere Beziehung. Und die Rolle der Mutter ist im Leben eines jeden Menschen wichtig. Wir hatten zwar immer eine Hausangestellte, aber du kontrolliertest mich ständig. Ich tat brav alles, was du von mir wünschtest, in der Erwartung, daß du mich endlich lieben würdest. Mein ganzes Leben drehte sich um dich. Das habe ich dir noch nie gesagt, und du hast es vielleicht nie realisiert, aber so war es.

Während meiner letzten Ferien in Frankreich habe ich im Fernsehkanal ›Arte‹ ein Interview mit einer ehemaligen Prostituierten gesehen, die ihr Gewerbe vor vier Jahren aufgegeben hat und jetzt angeblich erfüllt und zufrieden mit ihren beiden Kindern in einer religiösen Gemeinschaft lebt. Sie erzählte, daß ihre Zwillingsschwester mit zehn Jahren an einer schweren Krankheit gestorben sei. Die Prostitution verstand sie als Strafe, eine selbst auferlegte Strafe dafür, daß nicht sie, sondern ihre Schwester gestorben war. Das war nachvollziehbar, und doch blieb die Frage offen, weshalb sie sich für den Tod der Schwester überhaupt bestrafte.

Die Mutter erst lieferte die Antwort. Mit einem freundlichen Lächeln sagte sie: ›Nach dem Tod meiner Tochter pflegte ich zu sagen: Gott hat mir einen Engel genommen und einen Teufel hinterlassen.‹ Das war die Erklärung. Der Tochter ist sie vielleicht nicht einmal aufgefallen – die Wahrheit war wohl zu schmerzhaft. Aber bei einer solchen Ablehnung durch die Mutter muß die junge Frau durch die Hölle gegangen sein. Sie liebte ihre Mutter und durfte deren Grausamkeit nicht durchschauen.«

»Glaubst du etwa, ich habe dich nie geliebt? Mag sein, daß ich dich weniger liebte als deinen Bruder. Mein Vater hatte sich einen Enkel gewünscht, und deine Geburt war, das gebe ich zu, eine Enttäuschung für mich.«

»Das muß ich gespürt haben, trotzdem kann ich nicht sagen, daß ich mich gehaßt fühlte, nur ständig verunsichert. Ich wußte nie, was du für mich empfindest. Ich fühlte mich manipuliert und glaubte ständig, anders sein zu müssen, als ich war, damit du endlich Freude an mir hättest. Die Härte, die du mir entgegenbrachtest, entsprach vermutlich nicht einmal deinem Wesen, du hast vielleicht unbewußt deinen Vater imitiert. Indem du meinen Willen zu brechen versuchtest, konntest du deinen gebrochenen Willen wieder aufbauen. Vieles, worunter du bei deinem Vater gelitten hattest – die Machtbesessenheit und den Mangel an Verständnis –, lebtest du bei mir aus. Du wolltest es einfach nicht sehen, aber du hast dich mir gegenüber ähnlich verhalten wie Großvater dir gegenüber. Deinen Manipulationen hätte ich mich vielleicht zu entziehen vermocht, wenn ich mich nicht zu deiner Betreuerin hätte machen lassen.«

»Obwohl ich in der Volksschule stets die Klassenbeste gewesen war, hatte ich das Gymnasium nicht besuchen dürfen – darunter habe ich gelitten. Und ich habe dich beneidet, daß dir etwas offenstand, was mir verwehrt geblieben war. Dieser Neid hat womöglich in der Wut mitgeschwungen, die ich nach der Demütigung durch den Deutschlehrer auf dich hatte. Trotzdem habe ich dir bei der Ausbildung stets den Rücken gestützt.«

»Das stimmt, Mama, und dafür bin ich dir auch dankbar. Ich habe mich, was die Ausbildung betraf, von dir getragen gefühlt, diesbezüglich warst du eine gute Mutter. Vielleicht, weil der Schmerz über deine bescheidene Ausbildung der einzige war, den du zugelassen hast, der dir bewußt war. So konntest du mich vor Ähnlichem bewahren. All die anderen Entbehrungen und Demütigungen aus der Kindheit hast du so stark verdrängt, daß du sie unbewußt an mir abreagiert hast. Das macht dein Brief deutlich.«

»Wovon redest du eigentlich?«

»Ich vermute, daß du als eines von zwölf Kindern, die kurz aufeinanderfolgten, von deinen Eltern stark vernachlässigt und von deinen beiden älteren Brüdern sexuell ausgebeutet wurdest.«

»Woher willst du das wissen?«

»Ich nehme es an. Das würde mir erklären, weshalb du es zugelassen hast, daß ich von Onkel George sexuell ausgebeutet wurde. Ich nehme an, daß dich in deiner Kindheit niemand vor Mißbrauch geschützt hat, insbesondere nicht vor sexuellem Mißbrauch, der im geheimen ja stark verbreitet ist und war. Die Mutter, die sich schützend vor dich hätte stellen müssen, hatte bereits mit sechzehn geheiratet und war, wenn sie nicht gerade ein Kind bekam oder eine ihrer Fehlgeburten hatte, im Geschäft eingespannt. Deine Brüder hätten ihre sexuellen Wünsche wohl nirgendwo besser befriedigen können als bei den eigenen Schwestern.«

»Das ist mir auch schon durch den Kopf gegangen, aber zu meiner Zeit durfte man so etwas nicht einmal denken.«

»Eben. Die Opfer durften ›so etwas nicht einmal denken‹, geschweige denn darüber reden. Deshalb konnte man sich alles mit ihnen leisten. Sie wurden sexuell ausgebeutet, und es waren sie, die sich schämen mußten. Daß sie unter diesen Vorzeichen alles verdrängten, was ihnen angetan wurde, ist nicht verwunderlich. Die Scham, daß man wie ein Ding benutzt, als Mensch mißachtet wird, ist ein qualvolles Gefühl, das man unbedingt loswerden will. Als junge Frau vermochtest du die quälenden Erinnerungen noch von dir fernzuhalten. Du arbeitetest mit Waisenkindern, die dich bewunderten, was dir die Energie gab, die quälenden alten Geister abzuwehren. Erst im Alter verfolgten dich manchmal panische Ängste. Sie deckten deine Geschichte auf und verschleierten sie gleichzeitig, denn nun fürchtetest du nicht mehr deine Brüder und deinen Vater, sondern andere Menschen.«

»Vielleicht hast du recht. Ich habe als Kind gelitten, ohne daß ich mir das je eingestanden hätte. Ich schämte mich und meinte, das alles sei mir zugestoßen, weil ich schlecht und verdorben sei. Ich war überzeugt, an allem schuld zu sein.«

»Ja, und um diese Schuldgefühle endlich loszuwerden, hast du sie mir zugeschoben. Von klein auf fühlte ich mich schuldig an deinen Ängsten – ohne deren Grund zu kennen – und wollte dich unbedingt davon befreien. Mit der Verleugnung deiner Kindheitsnot hattest du mir eine schwere Hypothek aufgebürdet. Zudem machtest du mich praktisch zur Mutter meiner Geschwister und übergabst mir die Verantwortung für sie, als ich noch recht klein war.«

»Bis heute bin ich stolz darauf gewesen, dich so gut erzogen zu haben. Alle deine Erfolge buchte ich als eigene Leistungen ab. Nun nimmst du mir diese Freude und nennst sie Illusion. Daß du die Übergriffe meiner Brüder zur Sprache gebracht hast, erleichtert mich trotzdem irgendwie. Mit den Grausamkeiten, die sie mir zufügten, war ich immer allein. Auch unter uns

Schwestern sprachen wir nie darüber, jede trug ihre Scham stillschweigend allein aus.«

»Ja, und deshalb konnte es dir einfallen, deinen Bruder als Babysitter für mich anzustellen. Wenn du vor meiner Geburt mit jemandem über deine Erlebnisse gesprochen hättest und dir bewußt geworden wäre, wie sehr du unter dem Zugriff deiner Brüder und vielleicht auch deines Vaters gelitten hattest, hättest du mich als Säugling niemals der Willkür deines Bruders ausgeliefert. Deine dir bewußt gewordenen Erfahrungen hätten dich davor gewarnt. Aber die unbewußten, verdrängten Erinnerungen trieben dich dazu, mich demselben Schicksal auszuliefern und die Gefahren herunterzuspielen, genauso wie du sie einst bagatellisiert hattest. Hast du wirklich nie im Leben mit jemandem darüber gesprochen, daß deine Brüder ihre ersten sexuellen Erfahrungen mit dir machten, als du noch ein kleines Mädchen warst?«

»Nein. Sie taten es auch noch, als ich bereits größer war. Wie hätte ich darüber reden können? Und wem hätte ich mich öffnen sollen? Über so etwas wurde in meiner Familie nicht gesprochen.«

»Ja. Das Thema war verboten, nur die Taten waren erlaubt, Taten, für die es keine Worte gab, stumme Taten. Kein Wunder, daß du sie um alles in der Welt vergessen wolltest. Hast du dir nie Gedanken darüber gemacht, wie diese Verdrängung dein Leben beeinflußt hat?«

»Nein. Mir ist es gelungen, alles zu vergessen, und ich war froh darüber.«

»Und daß für dieses Vergessen deine Kinder zu bezahlen hatten, ist dir niemals durch den Kopf gegangen?«

»Nein. Ich bin auch jetzt noch nicht restlos überzeugt, daß ihr dafür zu büßen hattet. Das ist deine Sicht. Es gibt auch noch andere. Aber du scheinst an deinen Meinungen so stark festzuhalten, daß ich mich nicht in Diskussionen über dieses Thema einlassen will – ich will nicht mit dir streiten. Ich glaube einfach nicht, daß man die Welt verändern kann. Das sind Utopien, denen du da nachjagst.«

»Ich glaube nicht, daß ich die Welt verändern kann, oder auch nur einen einzigen Menschen. Man kann sich nur selbst verändern und auch das nur, wenn man es will. Aber wenn Eltern ihren Kindern bessere Chancen geben wollen, als sie selbst gehabt haben, können sie sich heute besser als früher darüber ins Bild setzen, wie sie das am besten machen. Vor vierzig Jahren war es zum Beispiel noch selbstverständlich, daß man seine Kinder schlug, heute tut man es zwar immer noch, aber nicht mehr überall und nicht mehr mit dem besten Gewissen. Das ist bereits ein Fortschritt. Früher dachte ich, du müßtest als ehemalige Erzieherin und sogar als Autorin eines Erziehungsratgebers an dieser Entwicklung interessiert sein. Aber du bist ein Kind deiner Zeit, und ich kann mir vorstellen, daß du Ängste riskieren würdest, wenn du dich dem Fragenkomplex Eltern – Kinder wirklich stellen würdest. Du würdest vielleicht realisieren, daß du erst bei mir, einem Säugling, zum erstenmal in deinem Leben versucht hast, dich durchzusetzen – weil dies bei deinem Vater und den Brüdern völlig aussichtslos war. Diese Einsicht wäre schmerzlich. Und heute kann ich verstehen, daß du diesen Schmerz nicht willst und ihn dir nicht zutraust.

Die Tatsache, daß wir trotzdem dieses Gespräch führen können, daß du mir zugehört hast, zeigt doch, daß du eine gute Mutter hättest sein können, wenn du vor meiner Geburt besser darüber informiert gewesen wärst, was ein Kind wirklich braucht, wenn nicht die alten Vorstellungen über Erziehung dich fehlgeleitet hätten. Trotz allem hast du mir auch viel Gutes getan, sonst wäre ich jetzt nicht hier. Ich bin froh, daß wir miteinander sprechen konnten, obwohl wir oft nicht die gleiche Meinung haben.«

Anika ist traurig, als sie ihre Mutter verläßt. Sie merkt, daß die kindliche Hoffnung, sie könne ihrer Mutter etwas erklären, ihr endlich etwas über sich selbst »beibringen«, immer noch in ihr schlummerte. Manchmal schien die Mutter interessiert und am Gespräch beteiligt zu sein, und das verführte Anika, auf ihr früheres Muster zurückzugreifen und der Mutter das Mitgefühl für ihr versäumtes Leben zu zeigen. Doch nachträglich realisiert die erwachsene Anika, daß all ihre Bemühungen nichts verändern konnten. Die Mutter schien zwar für einige Momente belebt, als Anika ihre Brüder erwähnte, aber das Schicksal ihrer Tochter interessierte sie nach wie vor wenig. Vor allem hatte sie offenbar Angst, die Zusammenhänge zu verstehen, die Anika ihr zu schildern versuchte. Sie bleibt im Kreis ihrer Vorstellungen gefangen und scheint im Alter recht zufrieden damit. Anika sieht ein, daß es keinen Sinn für sie hat, weiter daran zu rütteln und solche Gespräche zu wiederholen. Aber die Trauer, die sie jetzt fühlt, zeigt ihr, daß ihre Arbeit noch nicht abgeschlossen ist. Die berechtigte Wut der kleinen Anika auf ihre »perfekte« Mutter wird sich sicher wieder melden, und die erwachsene Anika wird dieses Kind, das sie war, nach dieser Begegnung noch besser verstehen.

4. Helga –
Das Geschäft mit den Tränen

Helga, eine ausgebildete Sozialarbeiterin, Ende Dreißig, lebt und arbeitet in Los Angeles. Vor acht Jahren hatte sie sich für eine Therapie in einem Zentrum angemeldet und bekam nach einer Vorbesprechung mit dem Leiter sofort einen Platz, obwohl in dem angebotenen Informationsmaterial stand, es sei mit einer Wartezeit von mehreren Jahren zu rechnen. Die schnelle Aufnahme und die anzüglichen Bemerkungen des Leiters über ihr außergewöhnlich gutes Aussehen schmeichelten ihr, obschon sie sie auch leicht mißtrauisch stimmten. Doch sie beachtete ihre Gefühle nicht. Nach der Trennung von ihrem Partner fühlte sie sich verzweifelt und mit ihrer einjährigen Tochter allein gelassen, so war sie froh, einem Mann gefallen zu haben, der im Zentrum das Sagen hatte. Sie war vor allem erleichtert, bald mit der Therapie beginnen zu können, denn sie litt unter ihrer Abhängigkeit von Schlafmitteln.

In der ersten Zeit der Behandlung weinte sie viel. Diese Phase dauerte viele Wochen lang. Der Therapeut sagte kaum etwas dazu, dennoch tat es ihr wohl, daß jemand sich all das anhörte, was sie ihm erzählte. Zu Beginn der Therapie wurde vereinbart, daß sie jederzeit anrufen durfte, wenn ihre Ängste zu erdrückkend wurden. Von dieser Möglichkeit machte sie einige Male Gebrauch. Als sie wieder einmal anrief, war ihr Therapeut nicht zu Hause, statt dessen war seine Frau am Apparat. Erstaunlicherweise berichtete sie ungefragt der Patientin ihres Mannes von ihrem Leid. Sie erzählte unter anderem, daß ihr Mann die Abhängigkeit junger Patientinnen für sexuelle Spiele ausnütze und sie, immerhin seine Frau, vernachlässige und ständig beleidige.

Helga beendete das Gespräch schnell, weil sie sich die »Verleumdungen« über ihren Retter nicht anhören wollte. Rückblickend gesteht sie sich ein, daß sie über die Enthüllungen nicht einmal schockiert gewesen sei. Zu jenem Zeitpunkt war ihr Vertrauen in diese Therapie noch ungebrochen, und sie deutete sich die Worte der Ehefrau als Ausdruck der Eifersucht und des Neides auf jüngere Frauen. Als sie ihrem Therapeuten von dem Telefonat berichtete, zeigte er sich weder empört noch verwundert, sondern erklärte ihr ausgesprochen ruhig, seine Frau sei Alkoholikerin, erfinde Geschichten und wisse nicht, was sie im Rausch erzähle. Sie sei unglaublich neidisch und eifersüchtig. Aber sie tue ihm leid in ihrer Verwirrung, und er wolle sie nach dreißig Jahren Ehe nicht verlassen. Er könnte nur hoffen, daß sie zu trinken aufhöre, weil sie damit nicht nur ihm, sondern auch sich selbst schade.

Lange Zeit dachte Helga nicht mehr an dieses Telefonat, nicht einmal in dem Augenblick, als sie mit dem Therapeuten eine Sexualbeziehung einging. Sie glaubte weiterhin einfach alles, was er ihr sagte, und fühlte sich von ihm geliebt und auserwählt. Das steigerte ihr Selbstwertgefühl so sehr, daß sie einige Wochen lang wie in einem glücklichen Rausch lebte. Dann erfuhr sie, daß es neben ihr noch andere Patientinnen gab, zu denen er ein sexuelles Verhältnis aufgebaut hatte, und dachte zum erstenmal an Ausbeutung und Betrug. Sie zog Barbara, eine Mitpatientin, ins Vertrauen, die dieses Gespräch sofort dem Therapeuten weitererzählte. Der wiederum zeigte darauf Barbara die vertraulichen Briefe von Helga an ihn, sprach von »psychotischen« Störungen und behauptete seelenruhig, was Helga erzähle, sei reine Phantasie und Ausdruck ihrer Kränkung. Im Gegenteil, Helga habe versucht, ihn zu verführen, und räche sich nun, weil sie von ihm abgewiesen worden sei.

Auch Helga gegenüber vermittelte der Therapeut weiterhin das Bild des absolut redlichen Mannes, der sich nach wie vor überhaupt nichts vorzuwerfen hatte, und sie hielt dieses Bild nur allzu bereitwillig weiterhin aufrecht. Mit einer derart perfekten Verstellung hatte sie keinerlei Erfahrung, deshalb zweifelte sie eher an sich selbst, an ihrem Verstand und an ihrem eigenen Erinnerungsvermögen als an seinem Charakter. Barbara schien zuerst sichtlich empört reagiert zu haben, als Helga ihr von der sexuellen Ausbeutung erzählt hatte. Dann aber war sie wie verwandelt, wollte ihr nicht glauben, nannte sie sogar eine Lügnerin. Helga zerbrach sich darüber den Kopf. Auf die Idee, daß der Therapeut Barbara eine ganz entstellte Version der Vorgänge geschildert hatte, war sie zunächst gar nicht gekommen.

Helgas Therapeut war sogar bereit, ihren »Schub« geduldig »zu begleiten« und sie gegen »paranoide Visionen« zu behandeln. Dabei versuchte er, bei ihr jede

Erinnerung an sexuelle Erlebnisse mit ihm zu löschen oder umzudeuten. Seine Fürsorge ließ sie sich eine Zeitlang gerührt gefallen. Erst als er mit einer Klinikeinweisung und mit Verleumdungsklagen drohte, falls sie ihre »Phantasien« weitererzählen würde, stieg in ihr der Verdacht auf, daß sie für ihn nicht der erste Fall dieser Art sei.

Nun erst erinnerte sich Helga wieder an das Telefongespräch mit seiner Frau und begriff, daß diese sie hatte warnen wollen. Dieser Mann besaß offenbar Routine im Einschüchtern. Die Einsicht kam reichlich spät, aber nicht zu spät. Ohne dieses Wissen hätte sich Helga noch länger der Gehirnwäsche unterzogen. Nun trennte sie sich von ihrem Therapeuten. Es hat lange gedauert, bis sie sich von ihrer Verwirrung und den schweren körperlichen Symptomen befreien konnte. Brigit, die als Sozialarbeiterin und Therapeutin eine lange Erfahrung mit Inzestfamilien hat, half ihr, die Schäden, die ihr der Therapeut zugefügt hatte, aufzuarbeiten.

Heute meint Helga, daß es dem Mann deshalb gelingt, seine Patientinnen und Patienten mit Drohungen in Angst und Abhängigkeit zu halten, weil er ausschließlich Leute in Therapie nimmt, die sich leicht einschüchtern und verunsichern lassen. In ähnlichen Fällen wie dem ihren würden die Opfer aus der Gehirnwäsche, die bei ihnen wie eine Droge wirke, meist nicht mehr herauskommen. Ohne ihre eigene Erfahrung hätte sie nie geglaubt, daß eine solche Sklaverei heutzutage noch möglich sei. In ihrer Fassungslosigkeit versuchte sie noch einmal, mit Barbara zu sprechen, aber auch diesmal stieß sie auf taube Ohren. Sie hatte das Gefühl, Barbara dürfe keinen Gedanken zulassen, nicht einmal als Hypothese, den ihr nicht vorher der Therapeut abgesegnet hatte. Es schauderte sie vor diesem Terror, und sie war froh, Brigit darüber erzählen zu können.

»Du weißt ja«, sagt Brigit traurig, »daß ein manipuliertes Gehirn Schädigungen als Wohltat registriert, bis es zu spät sein kann, aus der Falle herauszukommen. Dein Beispiel zeigt zwar, daß es trotz allem möglich ist. Es zeigt aber auch, daß es Therapeuten gibt, die auf raffinierte Weise die Fakten bestreiten, auf die Gefahr hin, daß ihre Patientinnen den Verstand verlieren. Für berechnende und durchtriebene Therapeuten ist das keine Gefahr, sondern eine Beruhigung. Den Aussagen einer Psychotikerin glaubt man vor Gericht nämlich nicht.«

Helga ist nicht in ihrer Empörung steckengeblieben. Ihre eigene Erfahrung hat sie davor bewahrt, sich über die Leichtgläubigkeit anderer zu erheben oder sich darüber gar lustig zu machen. Auf der anderen Seite wollte sie diese Erfahrung nutzen, um besser zu verstehen, wie es dazu kommen konnte, daß sie so lange nicht in der Lage war, ihre Situation richtig einzuschätzen.

Zur Zeit ihrer Therapie bei Brigit traf sie in Santa Barbara ihre beste Freundin Michelle, die sie seit zehn Jahren, seit Michelles Abreise nach Peru, nie mehr gesehen hatte. Sie erzählte ihr die Geschichte ihrer Therapie, doch sie stand damals noch unter deren Schockwirkung und war nicht in der Lage, sich ihrer Freundin vollständig anzuvertrauen. Sie versprach ihr zu schreiben, doch Michelle ist ihr zuvorgekommen.

Liebe Helga,

Du wolltest mir nach unserer Begegnung in Santa Barbara schreiben und mehr über Deine Erlebnisse der letzten Jahre berichten, aber bisher ist kein Lebenszeichen von Dir gekommen. Sechs Monate sind inzwischen vergangen, und ich melde mich nun, weil ich nicht möchte, daß der Kontakt zwischen uns wieder abbricht. Als ich vor zehn Jahren nach Peru verreiste, vermißte ich Dich sehr. Dann tauchte ich in meine Arbeit ein und gewöhnte mich daran, daß ich dort keine Freundin hatte, die mir so nahestand wie Du. Ich hatte versucht, den Kontakt zu Dir aufrechtzuerhalten, aber Deine Antworten kamen spärlich und waren eher lakonisch. Ich konnte mir den Grund der Distanz nicht erklären, die nun zwischen uns eingetreten ist. Ich nahm an, Du hättest mir meine Abreise übelgenommen oder hättest jetzt nähere Freunde, so fragte ich Dich nicht nach dem Grund.

Erst jetzt, als ich Dich nach meiner Rückkehr wiedersah, erzähltest Du mir, daß Dich Dein Therapeut von allen Menschen fernhielt, die Du liebtest und denen Du vertrautest. Obwohl Du ihn jetzt durchschaust und Brigit gefunden hast, schienst Du immer noch nicht vollständig frei von seinem Einfluß zu sein. Das war zumindest mein Eindruck. In allem, was Du sagtest, spürte ich zwar die Erleichterung, daß Du einem Scharlatan entkommen bist, aber zugleich schien es mir, daß Du immer noch nicht wagen würdest, das ganze Ausmaß Deiner Wut und Empörung zu fühlen. Du warst beherrscht, hast mir die ungeheuerlichen Fakten mit ruhiger Stimme, manchmal sogar lachend, erzählt, und mein Eindruck war, daß Du selber von diesen Tatsachen noch teilweise unberührt geblieben bist. Du erzähltest so, als ob Du weit von dieser Person entfernt gewesen wärst, die das alles erleiden mußte.

Ich wollte nicht in Dich dringen, dachte, Du würdest noch viel Zeit brauchen, um dieses Trauma zu verarbeiten. Wie geht es Dir jetzt? So gerne würde ich mit Dir sprechen, aber ich warte, bis Du mich treffen willst. Wir haben uns früher so gut verstanden, ich sehe keinen Grund, weshalb dies nicht jetzt auch möglich sein sollte. Wenn Du kannst, schreibe mir bitte, wie Du darüber denkst.

Alles Liebe von Deiner Michelle

Liebe Michelle,

verzeih mir, daß ich Dir noch nicht geschrieben habe. Ich habe mein Versprechen nicht vergessen, aber brauchte noch die sechs Monate, um mir mehr Klarheit zu verschaffen. Jetzt bin ich soweit und hätte Dir auch ohne Deinen Zuruf geschrieben. Mach Dich darauf gefaßt, daß es ein langer Brief sein wird.

Wo soll ich bloß beginnen? Du weißt, was Du mir immer bedeutet hast und wie ich an Deiner Freundschaft hing. Ich könnte keine Person nennen, bei der ich mich besser verstanden und angenommen gefühlt hätte. Du weißt auch, wie sehr ich Dir vertraute und daß ich Deine Klarheit und Redlichkeit als ein ganz besonderes Gut betrachtete.

Du bist vor zehn Jahren nach Peru gegangen. Für mich war es, als wärst Du gestorben. Das kommt Dir sicher seltsam vor. Denn natürlich warst Du nicht unerreichbar, ich hätte Dir schreiben können, ich hätte nur Deine liebevollen Briefe zu beantworten brauchen, um den Kontakt aufrechtzuerhalten. Aber ich konnte es nicht. Ich schrieb Dir zwar freundliche Zeilen, aber erlebte mich als für immer von Dir getrennt. Das habe ich lange nicht verstanden.

Erst nachdem wir uns vor sechs Monaten getroffen hatten, fand ich den Schlüssel, der mir in der ganzen langen Therapie fehlte. Zuerst fiel es Brigit auf, daß sie kaum etwas über Dich wußte. Sie bat mich zu erzählen, wie ich mich damals, vor zehn Jahren, von Dir verabschiedet hatte. Ich konnte mich an gar nichts erinnern. Das hat mich selber verblüfft. Sie sagte: »Wie seltsam, deine beste Freundin geht fort, so weit weg von dir, und es bleibt dir keine Erinnerung vom Abschied? Fühltest du dich damals nach ihrer Abreise verlassen?«

»Nein«, sagte ich, »ich spürte gar nichts.« Ich sprach diese Worte noch ruhig aus, selber über meinen Gleichmut erstaunt, aber mir fiel auf, daß ich mich irgendwie trotzig fühlte, wie ein verletztes Kind, das ja nicht mit sich reden läßt. Woher kommt das? fragte ich mich. Brigit ist doch gut zu mir, will mir helfen, ich habe keinen Grund, sie abzuweisen. Bei diesem simplen Gedanken brach plötzlich mein Trotz zusammen, ich weiß nicht, warum gerade da, aber ich fing an, heftig zu weinen. Ich spürte nun plötzlich den Schmerz des Verlassenseins, den ich nach Deiner Abreise mich weigerte zu spüren. Ich hatte ihn weggeschoben, weil ich ihn für unangebracht hielt. Doch jetzt verstand ich endlich, wie sehr er angebracht war.

Du weißt, daß ich vierjährig war, als mein Vater gestorben ist. Ich blieb damals allein mit meiner Mutter, die selber viele Probleme hatte, mir keine Geborgenheit geben konnte, mich aber streng kontrollierte und sich gleichzeitig an mich klammerte, weil sie jemanden brauchte und außer mir niemand für sie da war. Wie hätte ich in ihrer Gegenwart meine Trauer und Verzweiflung über den Verlust meines Vaters fühlen oder gar zeigen können? In dieser Lage war mir das unmöglich. Meine Mutter erwartete von mir vor allem Beherrschung und ja keine Gefühlsäußerungen, zumal sie auch auf meine Liebe zum Vater eifersüchtig war. So blieben meine Gefühle im Untergrund. Ich mußte von einem Tag auf den anderen akzeptieren, daß mein Vater, von dem ich mich geliebt fühlte, für immer fort war und daß ich dies brav, also still, stumm und gefühllos, hinnehmen sollte.

Deine Abreise erlebte ich ähnlich, nach meinem alten Muster. Ich konnte nicht weinen, als ob jemand mir dies verboten hätte, und irgendwie habe ich Dich begraben. Das schlimmste war, daß ich wie ein Kind verzweifelt den Vater suchte. Was versteht ein vierjähriges Kind vom Tod und vom endgültigen Verlust? Meine Mutter benutzte jede Gelegenheit, um mir gutes Benehmen beizubringen. Vielleicht glaubte ich an die Rückkehr des Vaters, wenn ich mich nur brav verhielt? Oder ich versuchte auch teilweise zu sterben, indem ich meine Gefühle tötete, nur um ihm nahe zu sein. Ich weiß es nicht, habe keine Erinnerung daran, was ich damals dachte. Ich weiß nur, daß niemand sich Mühe gab, mit mir über meinen Verlust zu sprechen, mir etwas zu erklären oder mich zu trösten. Von mir wurden nur gute Manieren erwartet, aber keine Fragen. Also habe ich mir abgewöhnt, Fragen zu stellen.

Gleich nach Deiner Abreise verliebte ich mich in Paul, wir hatten ein Kind zusammen, das er ja gar nicht wollte, und er verließ mich auch kurz danach. Der Vater meines Kindes war also weg, bevor das Kind unter den Folgen einer unglücklichen Ehe hätte leiden müssen. Ich blieb allein mit Flora, und immer noch versuchte ich, gleichmütig zu wirken. Flora fand zum Glück tagsüber ein Heim bei meiner Cousine. Ich nahm meine Arbeit wieder auf, leugnete meine Not, nannte sie »Nervosität«, besuchte Familien mit Problemen, kümmerte mich um Schicksale verlassener Kinder, alles schien äußerlich in Ordnung zu sein. Die innere starke Spannung zeigte sich nur in meiner hartnäckigen Schlaflosigkeit. Ich mußte die Dosis der verschiedenen Schlafmittel immer mehr steigern, bis ich schließlich realisierte, daß ich Hilfe brauchte.

Da entschloß ich mich zu der Therapie, von der ich Dir ja schon einiges erzählt habe. Diese Therapie hätte mir helfen sollen, an die Gefühle der Kindheit heranzukommen, um sie auflösen zu können. So stellte ich mir das vor. In Wirklichkeit fühlte ich ständig die gleiche kindliche Hilflosigkeit und Abhängigkeit und die daraus resultierende ohnmächtige Wut und wußte nicht, wie ich diesen Zustand jemals würde verändern können. Es gelang mir nicht, aus dem vielen Weinen einen Nutzen zu ziehen. Dieser Zustand dauerte Jahre. Einzig der Therapeut profitierte davon.

Ich besaß nicht viel Bargeld, aber das große Haus meiner Eltern in Palm Springs gehörte nach dem Tod meiner Mutter mir allein. Die Hypotheken waren abgezahlt, und so konnte ich auf der Bank Geld leihen, um die hohen Kosten der Therapie bezahlen zu können. Auf diese Idee brachte mich der Therapeut gleich zu Anfang. Aus dem Honorar von hundert Dollar pro Stunde wurden mit der Zeit zweihundertfünfzig Dollar, ohne daß ich um mein Einverständnis gefragt wurde. Das wurde stillschweigend vorausgesetzt, denn ich galt als die reiche Hausbesitzerin, die sich all das leisten könne.

Der Therapeut hat mich auch zu Entscheidungen und Ausgaben überredet, die nur ihm Vorteile brachten und mir Schaden zufügten. Doch durch das ständige Weinen in seiner Gegenwart blieb ich auf der Stufe des kleinen Mädchens, das nicht imstande ist zu merken, was man mit ihm anstellt. Er profitierte von meiner idealisierenden Übertragung, statt sie abzubauen, und ich kam aus dem Teufelskreis nicht heraus.

Alle Menschen, die mir nahestanden, hat er systematisch in meinen Augen entwertet, auch Dich und meine Kolleginnen und Cousinen, bis ich schließlich niemanden außer ihn hatte. Sein Geschäft mit meiner positiven Vaterübertragung lief so gut, daß er wirklich keinen Grund sah, mir helfen zu wollen, selbst wenn er dazu die Voraussetzungen gehabt hätte. Aber er hatte sie nicht einmal. Er hat nur herausgefunden, wie man die nicht mehr erfüllbaren kindlichen Bedürfnisse der Menschen bis ins Unerträgliche steigern kann, um sie mit Heilsversprechen zu lindern. Um an diese Linderung zu gelangen, sind Menschen zu unterschiedlichen Formen der Ausbeutung bereit, zur finanziellen, emotionalen und sexuellen.

Der sexuelle Mißbrauch spielt häufig eine besondere Rolle, die Demütigung der Frauen und die angebliche Intimität sollen verhindern, daß sie den Ausbeuter durchschauen. Ich suchte beim Therapeuten den Vater und ließ mich von ihm verführen und manipulieren, ohne es zu merken, weil ich in meiner Übertragung den Vater um jeden Preis am Leben erhalten wollte. Die sexuelle Beziehung verschaffte mir die Illusion der Liebe, und sogar seine Untreue konnte ich tolerieren, weil er ja am Leben blieb. Was ich am meisten fürchtete, nach dem Szenario meiner Kindheit, war der Tod des Vaters, durch den ich die Liebe verloren hatte und von nun an der Alleinherrschaft meiner Mutter ausgeliefert worden war.

Doch genau das, was ich um jeden Preis vermeiden wollte, traf ein. Die Vateridealisierung war nämlich nicht die einzige Kette, die mich an diesem Mann festhielt. Ich befand mich nun in einer grenzenlosen Abhängigkeit von einem Menschen, der mich glauben ließ, er wolle und könne mir helfen, und der mich bedenkenlos, ohne das geringste Zögern in eine Psychose stoßen wollte, nur um seine Taten zu vertuschen. Schon bei meiner Mutter mußte ich erfahren, daß sie mir meine Wahrnehmungen ausredete und mich damit zutiefst verunsicherte. Ich war so daran gewohnt, daß ich keine Chance hatte zu merken, wie mein Therapeut genau das gleiche mit mir tat. Aber viel bewußter und gekonnter.

Erst mit Brigit habe ich das alles herausgefunden. Stell Dir vor, in wenigen Monaten gelang es mir, mit ihrer Hilfe zu verstehen, warum ich mich so lange von diesem Menschen blenden ließ. Tatsache ist, daß es ihm gelang, mich an seine Heilkräfte glauben zu lassen, mir sogar schriftliche Beweise, Briefe von »Geheilten«, vorwies, die sich viel später als gefälscht herausstellten. Emotional blieb ich in dieser Beziehung die kleine Tochter, die bei ihrer Mutter brav ausharrt, in der Hoffnung, so die Rückkehr des Vaters zu »verdienen«, der in meiner Phantasie eigentlich nie gestorben war. Und ich geriet an einen Mann, der sich darauf spezialisierte, die spezifische Not seiner Patienten optimal für seine Zwecke zu nutzen. Was ihm seine Macht über mich verschaffte, war meine so früh verleugnete Trauer und die Abwehr meiner damaligen Hilflosigkeit, die er nun in mir als Erwachsene weckte, kultivierte und vielfach ausbeutete.

Als ich Dich vor sechs Monaten traf, hätte ich Dir das alles noch nicht sagen können. Einen Zugang zur Trauer über Vaters Tod gewann ich ja erst nach Deiner Rückkehr. Wie bin ich froh, daß Du zurückgekommen bist und mir schon dadurch geholfen hast, meine Geschichte zu begreifen. Und wie bin ich froh, daß ich Dir diesen Brief schreiben konnte.

Liebe Grüße von Deiner Helga

Liebe Helga,

auch ich bin froh daß Du mir das alles schreiben konntest, und danke Dir für Dein Vertrauen. Nun höre ich wieder Deine Stimme. Du sprichst jetzt mit Deinen eigenen Worten und bist offen mit mir wie früher. Bei unserer letzten Begegnung hatte ich noch ein ungutes Gefühl, als ob wir durch einen Schleier voneinander getrennt gewesen wären. Ich spürte bei Dir eine Reserve, Vorsicht, vielleicht auch Mißtrauen, das ich nicht von früher kannte. Kein Wunder. Nach diesen fürchterlichen Erfahrungen mußte Dir ja die ganze Welt verdächtig vorkommen, auch ich. Wenn ein Mensch da auf Verstellung und Lügen stößt, wo man ihm Hilfe, Einfühlung und Heilung versprochen hat, wie soll er sich dann vertrauensvoll an andere wenden? Mir fiel auch Deine Sprache auf. Die war nicht frei und differenziert wie früher und nicht direkt, wie jetzt in Deinem Brief, sondern von Ausdrücken durchsät, die mir stereotyp vorkamen. Das schon allein zeigte mir, neben anderen Indizien, daß Dein Therapeut (dessen Namen Du bezeichnenderweise ja nie erwähntest) viele Züge mit anderen Gurus teilt, deren Zahl heute weltweit zunimmt.

Du weißt, daß ich mich in der letzten Zeit viel mit Sektenproblemen befasse. Auf diese Fragen brachte mich das Buch von Carol L. Mithers[6], die den Werdegang einer Sekte in den siebziger Jahren beschreibt. Darüber möchte ich Dir hier ausführlich erzählen, da-

6 Mithers, Carol Lynn: *Therapy Gone Mad. The True Story of Hundreds of Patients And A Generation Betrayed*, Addison-Wesley, 1994.

mit Du siehst, wie es anderen Menschen ging, deren Bedürftigkeit ebenfalls ausgebeutet wurde. Die Gurus sind nicht weniger bedürftig als ihre Opfer, aber sie weigern sich, dies zu sehen. Sie machen ihren Opfern etwas vor und lassen sich von ihnen bewundern. Hast Du jemals von der *Feeling Therapy* gehört, die vor fünfundzwanzig Jahren in unserer Stadt Schlagzeilen machte? Du warst damals noch ein Kind, ich war ein Teenager und interessierte mich auch noch nicht für die Therapieszene. Jetzt, vor kurzem, erfuhr ich darüber Einzelheiten, die ich Dir erzählen möchte, zumindest einige davon, weil Deine Geschichte sich so deutlich in ihnen spiegelt.

Arthur Janovs Buch *Der Urschrei* hat Ende der sechziger Jahre viele junge Menschen fasziniert. In dem Buch berichteten seine Patienten, daß sie sich von ihren Symptomen befreit hätten, indem sie in der Therapie verdrängte Gefühle aus der Kindheit durchlebt hätten. Nach Erscheinen des Buches wurde Janov von vielen Menschen um Hilfe gebeten, doch nicht alle konnte er als Patienten annehmen. All den enttäuschten Abgewiesenen schien sich 1970 eine Alternative zu bieten. Denn zwei junge Psychotherapeuten gründeten damals nach einer kurzen, nicht abgeschlossenen Ausbildung in Janovs Institut für Primärtherapie ein eigenes Zentrum in Los Angeles. Sie nannten es *Feeling Therapy*. Beide besaßen akademische Abschlüsse und wurden von berühmten Psychologen wie Carl Rogers und Eugene Gendlin unterstützt und empfohlen. Ihr erklärtes Ziel war es, eine weniger autoritäre Version der Primärtherapie zu bieten als die von Arthur Janov. Von ihrem ehemaligen Lehrer übernahmen sie indessen die sogenannte »Basis«, das heißt die drei Wochen dauernde Intensivphase zu Beginn, die zur plötzlichen Demontage der Abwehr und zur extremen Regression und Abhängigkeit der Patienten führt. Damit schufen sie von Anfang an Machtstrukturen, denen die Therapeuten schließlich selbst erlagen.

Ihre rund zweihundert Personen zählende Therapiegruppe verwandelte sich nach kurzer Zeit in eine Kultgemeinschaft, vergleichbar mit Bhagwans oder ähnlichen Gruppen. Sie kapselten sich von der Umgebung ab und warben neue Mitglieder an. Durch die »Basis« und eine anschließende Therapie wurden diese ebenfalls zu Anhängern gemacht. Das Zentrum florierte. Es wurden Filialen in Boston, Montreal und auf Hawaii eröffnet, und die Gründer avancierten zu begehrten Medienstars. In den zahlreichen Interviews, die sie gaben, behaupteten sie, daß ihre Theorie ihnen die Möglichkeit gegeben habe, die Welt in ein Paradies mit fühlenden, friedlichen und verantwortungsvollen Menschen zu verwandeln. Die Nachfrage nach ihren Angeboten stieg immer weiter, und ihr Vermögen wuchs immer stärker an.

Unter den neuen Anwärtern auf die versprochene »volle Gesundheit« mittels *Feeling Therapy* befanden sich auch Großunternehmer. Zu Patienten gemacht und zur Großzügigkeit angehalten, übergaben sie ihre Blumengeschäfte oder Großgaragen schließlich dem Zentrum. Danach arbeiteten sie als Angestellte für ein Monatsgehalt von vierhundert bis sechshundert Dollar von fünf Uhr morgens bis abends spät. Nach Arbeitsschluß hatten sie an obligatorischen Gruppensitzungen teilzunehmen, in denen sie angeblich therapiert wurden. In Wirklichkeit mußten sie Vorwürfe für ihr schlechtes Benehmen über sich ergehen lassen und Auflagen entgegennehmen, die sie innerhalb einer vorgegebenen Frist zu erfüllen hatten. So wurden beispielsweise Ehepaare, die sich »zu sehr« liebten, dazu verpflichtet, einmal stündlich Geschlechtsverkehr miteinander zu haben, damit sie irgendwann endlich genug voneinander hätten und sich intensiver der Gruppe und der Arbeit widmen würden. Oder umgekehrt: Menschen, die sich nicht mochten, wurden zu intimen Beziehungen gezwungen. Das Schreckliche daran ist, daß sich niemand diesen perversen Befehlen widersetzte. Denn die Patienten versprachen sich von ihren Therapeuten begreiflicherweise Hilfe und Rettung und wurden durch gelegentliche, ganz persönliche Zuwendung der Therapeuten in dieser Erwartung bestätigt.

Diese Kombination von gespielter Fürsorge und versteckter Ausbeutung kannten die Patienten bereits aus ihrer Erziehung, und so wehrten sie sich auch nicht. Das ist der Grund, weshalb die neue Konditionierung zur Fügsamkeit dermaßen gut funktionierte. Das jährliche Einkommen des Zentrums erreichte schließlich mehrere Millionen Dollar. Das erlaubte es einer kleinen Gruppe von Privilegierten, in Luxus zu leben und sich eine Ranch zu kaufen, während das »Volk« – eine moderne Form von Sklaven – sich bis zur totalen Erschöpfung verausgabte.

Einer der beiden Gründer verließ die Gemeinschaft zwar nach einigen Jahren, aber er unternahm nichts, um den Gruppenmitgliedern die Augen zu öffnen. Schweigend distanzierte er sich vom Treiben im Therapiezentrum, und niemand fragte, warum. Die Mitglieder lebten wie unter Hypnose.

Die meisten Mitglieder entstammten der Mittelschicht, intelligente Menschen, viele von ihnen akademisch gebildet und gewohnt zu denken. Doch angeblich ist keiner je abgesprungen. Es ist diese Tatsache, die mich motiviert hat, mich gründlicher mit Sektenfragen zu befassen und mehr darüber zu lesen. Ich wollte verstehen, wie diese Versklavung der Menschen heute funktioniert. Und so habe ich herausgefunden, daß offenbar durch die Regression in die kindliche Hilflosigkeit die Patienten ihre Denk- und Kritikfähigkeit verlieren oder sie lediglich gegen sich selbst richten.

Erst nach neun Jahren kam durch einen Zufall heraus, daß der Guru alle ihre großzügigen Schenkungen an die Gemeinschaft für den Betrieb seiner Ranch verbraucht hat. Als die Geschädigten begriffen, daß sie im guten Glauben den Cowboy-Traum eines Jugendlichen finanziert hatten, brach Entsetzen und dann die Rebellion aus. Es war, als würde sich in dem hermetisch abgeriegelten Therapiezentrum ein Fenster öffnen und frische Luft eindringen. Einzig dank der Beweiskraft der Bankauszüge. Alles stürzte zusammen wie ein Kartenhaus.

Die jahrelang systematisch unterdrückte Ahnung konnte sich endlich artikulieren. Mit einem Schlag mußten die abgerichteten Patienten realisieren, daß sie vor Jahren ins Zentrum gekommen waren, um das Fühlen zu lernen, aber gezielt von ihren wahren, aktuellen Gefühlen abgehalten worden waren, weil ihre Therapeuten die Wachheit ihrer Patienten am allerwenigsten brauchen konnten.

Die Zentrumsmitglieder erkannten nun, daß man sie ständig zu harter Kritik an ihren Eltern angehalten und gleichzeitig raffiniert daran gehindert hatte, ihre gegenwärtigen Ausbeuter und Peiniger zu durchschauen. Es wurde ihnen bewußt, daß sie in ihren Gruppen die intimsten Einzelheiten über ihre Kindheit und ihr Sexualleben erzählt hatten, aber ihre wahren Gefühle und Gedanken über das Verhalten ihrer Therapeuten in sich begraben hatten. Mit den anderen Gruppenmitgliedern hatten sie sich niemals ausgetauscht. Das Leben der Patienten wurde ja strengstens kontrolliert. Es bestand sogar Zwang zu Abtreibungen. Schlafentzug, bizarre Diätvorschriften und viele erniedrigende Strafen waren an der Tagesordnung.

Die Prozesse gegen die sieben Toptherapeuten erstreckten sich über vier Jahre. Alle bis auf einen leugneten jede Schuld. Sie hätten nie jemanden geschädigt, sagten sie. In manchen Fällen hätten sie zu harten »Maßnahmen« greifen müssen, »um die Patienten vor sich selber zu schützen«. Sie reichten Gegenklagen wegen Ehrverletzung ein, hatten damit aber keinen Erfolg. Schließlich verloren sie ihre Praxislizenzen. Die Patienten erhielten Schadenersatz zugesprochen, erkleckliche Summen, doch die Folgen der Indoktrination ließen sich damit nicht beseitigen. Zu diesem

Zweck mußten sich die meisten von ihnen wiederum langen Therapien unterziehen.

Auswüchse wie diese beschränken sich aber nicht auf Los Angeles, sondern finden rund um den Erdball statt. Einen besonders günstigen Boden bieten dafür die regressiven Therapieformen. Der Mensch, der plötzlich in die kindliche Abhängigkeit zurückgeworfen wird, kann die Kindheit gar nicht integrieren. Das bringen nur Erwachsene fertig, mit einem Therapeuten als Begleiter, der die Selbständigkeit seiner Patienten unterstützt und sie nicht bewußt in kindlicher Abhängigkeit hält. Diese Abhängigkeit ergibt den Boden, auf dem die Illusion gesät wird, der Guru könne einem erwachsenen Menschen das alles geben, was dieser als Kind bei der Mutter vermißt hat: Spiegelung, Verständnis, bedingungslose Liebe. Eine Mutter, die mit ihrem Kind von Anfang an stark verbunden war, kann ihm diese volle Einfühlung geben. Doch die Erwartung, daß Defizite beim Guru nachgeholt werden können, ist trügerisch. Sie führt lediglich zur Abhängigkeit von Versprechen, die niemals erfüllt werden können, weil der Anhänger einer Sekte kein Kleinkind mehr ist und der Guru nicht seine Mutter der ersten Tage. Trotzdem wird diese Illusion in zahlreichen Sekten und Religionen lebendig erhalten.

Die Verwandlung eines Therapiezentrums in eine Kultgruppe, in der das emotionale Leben der Mitglieder Tag und Nacht bis ins kleinste Detail überwacht wird, mag zwar auf den ersten Blick wie eine Horrorgeschichte aus einem schlechten Film erscheinen. Doch die verheerende Entwicklung der *Feeling Thera-*

py ist gut dokumentiert und spiegelt ein Phänomen, das Sektenspezialisten nur allzu gut bekannt ist.

Vielleicht wird es Dir in Deiner Not helfen, zu sehen, daß Du nicht die einzige bist, die diese Erfahrung gemacht hat und sich aus der Verwirrung befreien konnte.

Alles Liebe von Deiner Michelle

Liebe Michelle,

danke für Deinen Brief und den Bericht über die Sekte in Los Angeles, der meine gerade überwundene Empörung wieder für eine Weile aufflammen ließ. Ich weiß natürlich schon lange, daß ich nicht die einzige bin. Leider weiß ich auch aus eigener Erfahrung, wie die Indoktrination die Persönlichkeit der Gläubigen zersetzt. Als in mir der erste Verdacht aufstieg, daß ich es möglicherweise mit einem Betrüger zu tun hatte, begab ich mich auf die Suche nach Menschen, die früher schon Kontakte zu diesem Mann hatten. Sie erzählten mir Fakten über ihn, die Abscheu in mir weckten, aber sie schienen sich nicht besonders daran zu stoßen.

Ich nahm auch wieder Kontakt mit Barbara auf, doch sie war unfähig, auch nur einen einzigen Gedanken verstehen zu wollen, der nicht von ihm stammte. Ich hatte den Eindruck, daß ihre Sätze zwar aus ihr kamen, aber sich nicht in ihrem Gehirn geformt hatten. Es war mir ganz unheimlich dabei. Vielleicht hast Du mich vor sechs Monaten ähnlich erlebt. Ich bekomme noch heute Gänsehaut bei der Erinnerung an die Begegnung mit Barbara.

Doch neben solchen deprimierenden Begegnungen hatte ich auch erfreuliche. Ich bin auf einige Frauen gestoßen, die ähnlich wie ich dem Harem schließlich entkommen sind und Hilfe fanden. Zu ihnen gehörte Laura, mit der ich meine Informationen ausgetauscht und festgestellt hatte, daß dieser Mann sich für seine Ausbeutung auch noch bezahlen ließ. Er hatte mich zum Schreiben über bestimmte Themen animiert, zum Beispiel über das Drogenproblem, jugendliche Ausreißer etc., und präsentierte Laura diese Texte, mit leichten Änderungen, als die seinen. Das gleiche tat er mit Lauras Texten über bestimmte Krankheitsbilder. Diese Texte zeigte er mir, als ob er selbst sie geschrieben hätte. So gewann er unser Vertrauen in seine Kompetenz und unsere Bewunderung für seine Vielseitigkeit.

Das wäre noch als harmlose Eitelkeit oder Hochstapelei anzusehen, wenn er sein Spiel nicht noch weiter getrieben hätte: Für die Lektüre meiner Texte mußte ich ihm nämlich seinen »Zeitaufwand« bezahlen, den er nach dem Stundenhonorar berechnete, so daß meine Kosten in die Tausende stiegen. Ähnlich tat er es mit Laura, die einen starken finanziellen Hintergrund hatte.

Übrigens: Barbara war nicht im geringsten schokkiert, als ich ihr diese Details erzählte. Sie meinte, er bräuchte das Geld nicht für sich, sondern für »die Sache« und würde mit Darlehen Menschen helfen, die kein Vermögen wie ich hätten, um eine Therapie bei ihm zu machen. Das stimmte insofern, als der Therapeut nicht nur reiche Patienten in Behandlung nahm.

Den anderen bot er hohe Kredite an, die sie mit Arbeiten bei ihm abzuzahlen hatten, was ihnen aber durch die nie abgeschlossenen Therapien kaum jemals gelingen konnte. Das besiegelte ihre Abhängigkeit von ihm. Die meisten wurden zu seinem Sprachrohr, lobten seine Großzügigkeit und merkten nicht, daß sie zu Objekten geworden sind, die sehr preiswert erworben wurden.

Ich kann mich noch an mein leises Unbehagen beim Erhalt seiner überzogenen Rechnungen erinnern, doch ich ignorierte es, indem ich mir sagte: Was bedeutet schon das Geld im Vergleich mit der Tatsache, daß endlich jemand meine Gedanken und Vorschläge ernst nimmt und mir hilft, sie an die Öffentlichkeit zu bringen? Ich muß Dir gestehen, daß ich ihm eine Zeitlang selber Zahlungen angeboten hatte, immer in der Annahme, daß er sich für meine Arbeit im Sozialdienst und meine Ideen über die Reformmöglichkeiten ebenfalls engagieren wollte.

Als Teenager, etwa mit fünfzehn, habe ich Gedichte und Kurzgeschichten geschrieben, für die sich niemand in meiner Familie interessierte. Meine Mutter nannte dies Unsinn und Zeitverschwendung, obwohl sie die Inhalte nicht kannte, weil sie nie Zeit hatte, etwas davon zu lesen, als ich sie noch darum bat. Seitdem sie sich in Gegenwart einer Cousine spöttisch über meine Schreiberei geäußert hatte, versuchte ich nie mehr, jemandem meine Texte zu zeigen. Zu sehr fürchtete ich durch Unverständnis und Sarkasmus verletzt zu werden. So blieb dieses Schreiben lange mein Geheimnis, nicht einmal Dir habe ich es verraten. Aber ich litt darunter, daß ich meine Gedichte mit niemandem teilen konnte.

Als der Therapeut mir anbot, meine Aufsätze gründlich zu lesen und sich darüber zu äußern, war ich glücklich und dankbar. Das Geld spielte da keine Rolle mehr, in meinem kindlichen Bewußtseinszustand realisierte ich nicht, daß ich das Darlehen einst mit Zinsen werde zurückzahlen müssen. Mein sehnlichster, in der Kindheit nie erfüllter Wunsch war, Menschen zu finden, die meine geistigen Interessen und mein Engagement teilten. Später mußte ich allerdings erkennen, daß das Interesse des Therapeuten für Sozialfragen vorgetäuscht gewesen war. Er wollte schlicht und einfach aus der Kenntnis meiner aktuellen Situation und meiner Lebensgeschichte so viel wie möglich profitieren. Und das ist ihm in vielfacher Weise gelungen.

Erst in einem langen Gespräch konnten Laura und ich spüren, daß wir uns durch diese Zahlungen gedemütigt fühlten. Sie entwerteten unsere Leistung und bestätigten die Behauptung, daß das Lesen unserer Arbeiten für ihn eine lästige Beschäftigung war, während er in Wahrheit davon profitierte. Auch meine anderen Leistungen an ihn wurden nie honoriert. Diese Ausbeutung setzte eine Ungleichheit voraus, die ich nie in Frage gestellt hatte, weil ich den Therapeuten wie meine Mutter von der Perspektive des Kindes sah, das selbstverständlich alles für die Mutter tut, ohne einen Lohn dafür zu erwarten.

Du wirst Dich wohl fragen, welche Dienste er von mir in Anspruch nahm. Die Details werden Dich lebhaft an die Sekte erinnern, die Du beschrieben hast. Auch in anderen Sekten werden Leistungen der Mitglieder ausgebeutet, unter dem Vorwand, sie würden so ihren Egoismus überwinden und lernen, sich für die Gemeinschaft einzusetzen. Die Leute geraten in eine Überforderung und Streßsituation, leiden unter chronischer Müdigkeit und sind dann noch weniger zugänglich für einen kritischen Gedanken. Das kann den Leitern ja recht sein, also überschütten sie häufig die fachlich gut ausgebildeten Mitglieder mit Aufträgen, die ihnen imponieren und sie manchmal an den Rand der Erschöpfung bringen.

Bei mir handelte es sich um Dienste unterschiedlicher Art, alle mit einem großen Aufwand an Zeit und Energie verbunden. Ich hatte gelegentlich seine Korrespondenz zu erledigen, sein Karteisystem zu vereinfachen, seine ganze Büro-Organisation zu modernisieren, Übersetzungen auszufertigen und noch vieles mehr. Dazu kamen therapeutische Gespräche mit drei chronisch kranken Frauen, die in ihren Bewegungen behindert und daher ans Haus gebunden waren. Damals ahnte ich nicht, daß es sich um ehemalige Opfer seiner »Wunderheilungen« handelte, deren heutigen Zustand er, soweit wie möglich, geheimhalten wollte. Da ich Erfahrungen mit Betreuungen im Sozialdienst hatte, legte er mir nahe, daß es für meine Entwicklung wichtig wäre, mich für andere Menschen einzusetzen, ohne dafür bezahlt zu werden. Daß er gleichzeitig von den Geschädigten ein Honorar für meine Besuche einkassierte, erfuhr ich erst viel später.

Ich habe mich sehr erniedrigt gefühlt, als ich das

erfuhr, denn ich kam mir ganz dumm vor. Ich realisierte, was ich alles mit mir hatte machen lassen, als ich der Erfüllung meiner kindlichen Bedürfnisse nachgelaufen war. Ich habe mich meiner Dummheit geschämt und niemandem darüber erzählt. Habe bei jedem erwartet, er oder sie würden sagen: Wie konntest du bloß so blöd sein? Bei Dir hatte ich diese Angst nicht. Dir konnte ich jetzt die Details erzählen, weil Du mir das Funktionieren der *Feeling Therapy* beschrieben hast. Ich wußte, daß Du mich nicht verachten wirst, weil Du die Mechanismen bereits verstanden hast, die hier im Spiel sind.

Ich denke, viele Geschädigte schämen sich, daß sie sich hatten ausbeuten lassen. Und diese falsche Scham hält sie im Zustand des Opferseins gefangen. Sie hält zum Beispiel Aussteiger aus Sekten davor zurück, klar und in Einzelheiten zu berichten, wie, mit welchen Mitteln sie hintergangen worden sind. Wenn sie dennoch berichten, dann tun sie es so ungenau, daß Gerichte kaum damit umgehen können. Und dank dieser Scham der Geschädigten können Täter straflos ihre destruktive Tätigkeit fortsetzen. Aus dieser Erkenntnis heraus habe ich mich bemüht, das, was mir geschehen ist, nicht zu vergessen und es in allen Aspekten für mich zu verstehen.

Unmittelbar nach meinem Erfahrungsaustausch mit Laura war ich zwar innerlich nicht so weit wie jetzt, aber ich tat etwas, worüber ich noch heute froh bin: Ich stellte ihm eine Rechnung für meine Leistungen aus. Es war mir klar, daß er sie nie bezahlen und vollständig ignorieren würde, was er auch tat, aber ich war es mir, meiner Würde, schuldig, meine Leistungen aufzuzählen und ihren Wert einzuschätzen. Es tat mir gut, zu sehen, wieviel Geld er mir schuldete und schuldig blieb. Das Ausstellen dieser Rechnung bedeutete für mich soviel, wie zu sagen: Ich habe Anspruch auf mein Honorar, denn ich bin nicht mehr das Kind, das man beliebig täuschen und benutzen kann.

Ich kann an den Tatsachen nichts verändern. Daß ich als Kind mißbraucht und irregeleitet wurde, von Menschen, denen ich vertraute, und nun auch noch von meinem Therapeuten – das werde ich nie aus der Welt schaffen können. Doch die in mir verbliebenen Folgen dieses Mißbrauchs kannte ich. Sie bestanden ja unter anderem in der geringen Einschätzung meiner Person und meiner Leistung. Alles, was ich für andere tat, hatte in meinen Augen keinen Wert, weil es nie von den anderen geschätzt wurde. Ich warb vergeblich um die Anerkennung meiner Mutter, später rackerte ich mich für den Therapeuten wie eine Sklavin ab und ließ mich ausbeuten. Meine Haltung wurde mir schließlich bewußt. Das heißt nicht, daß ich von nun an keine Freude haben werde, Menschen, die ich mag, einen Gefallen zu tun.

Doch mit dem Ausstellen der Rechnung habe ich meinem früheren Muster ein Ende gesetzt. Ich bin aus der Rolle der Dienerin ausgestiegen und habe verstanden, daß, wenn die psychischen Folgen einer tragischen Kindheit in der geringen Selbsteinschätzung bestehen, wir als Erwachsene diese Folgen überwinden können.

Wenn wir dies realisieren, schwächen wir schon

den Wiederholungszwang. Wir erkennen, daß wir miß-
brauchte Kinder, Patienten, Sektengläubige *waren*,
aber wir nehmen uns mit dieser Erkenntnis die Freiheit, es nicht mehr zu sein. Hingegen können Gurus
und Führer diesen Schritt nicht machen, denn sie müssen auf dem Gipfel bleiben, koste es, was es wolle. So
leugnen sie standhaft die Tatsache, daß sie jemals Opfer waren, und fliehen in die Macht, in Heilverspre-
chen, in Rollen, Posen, Verstellungen und nicht selten
in finanziellen Betrug.

Auch sie versuchen auf ihre Art, sich vom quälenden Erbe ihrer Kindheit zu befreien, aber sie erreichen
keine innere Befreiung, solange sie dies auf Kosten anderer tun. Sie wiederholen im Grunde das, was die Eltern mit ihnen getan haben, oft in gesteigertem Maß.
Eine bewußte Überlebende des Mißbrauchs wird
kaum mehr in die Machtposition fliehen. Wenn sie die
eigene Geschichte integriert hat, konnte sie sich von
Zwängen befreien und sich einer offenen Kommunikation mit Partnern und Freunden stellen.

Es quälte mich lange der Gedanke, daß ich zwei
Kolleginnen diesen Therapeuten empfohlen habe. Damals glaubte ich noch an seine Integrität, so sehr, wie
sie heute daran glauben. Inzwischen weiß ich, daß es
tragischerweise in dieser »Sekte« Frauen gibt, die seit
Jahren in einer Falle sitzen, ohne dies im geringsten zu
realisieren. Seine Anhänger, Bewunderer und Opfer
wählen ja das, was sie aufgrund ihrer Geschichte wählen können oder müssen. Ich hörte auf, mich für ihre
Zukunft verantwortlich zu fühlen, als ich merkte, daß
ich in ihnen die kleine Helga sah, die ihre Mutter um

jeden Preis lieben wollte und ihre eigene Situation nicht durchschauen konnte. Weil niemand ihr beigestanden hat. Dieser Helga wollte ich im Grunde helfen, als ich mich in Diskussionen mit Barbara und anderen Abhängigen einließ.

Doch nun konnte ich diese »Selbstübertragung« auflösen. Ich bin nicht mehr allein, habe den Kontakt mit Brigit und auch jetzt mit Dir. Danke, daß Du mir schon durch Deine Gegenwart und durch Deine Briefe geholfen hast, Dir meine Gefühle zu zeigen, mich nicht mehr in meine Einsamkeit zu verkriechen und mich Menschen anzuvertrauen, die es wirklich gut mit mir meinen. Als Kind hatte ich keine Wahl, keine Alternative zu meiner Einsamkeit. Heute habe ich sie. Ich konnte mir helfen, sobald ich bereit war, hinzuschauen. Es ist interessant, daß sich bei mir in den Jahren der angeblichen Therapie das Phänomen der Augenmigräne einstellte, wenn ich mich zwang, das Verhalten des Therapeuten zu tolerieren und meinen Mißmut zu unterdrücken. Seitdem ich mich der Wahrheit stellte, ist dieses Symptom vollständig verschwunden.

Liebe Grüße von Deiner Helga

Liebe Helga,

hab Dank für Deinen ausführlichen Brief. Er hat mich doch sehr nachdenklich gemacht. Es ist mir bewußt geworden, daß wir oft bei der bloßen Tatsache der finanziellen Ausbeutung stehenbleiben und uns leicht darüber empören können, wie dies die *Feeling Therapy* illustriert, weil diese Art der Ausbeutung bewiesen werden kann und wir dann mit dem Verständnis anderer rechnen können. Was Du aber beschreibst, geht darüber weit hinaus. Du bist der Frage nachgegangen, was diese Ausbeutung in Deinem Gefühlsleben bedeutet hat, und bist auf diesem ganz persönlichen Weg auf etwas gestoßen, das vermutlich für viele Überlebende und Kinder zutrifft: die Erniedrigung, die Entwertung, die beim Kind oft dazu führt, daß es später seinen Wert ignoriert, ihn ja gar nicht wahrnehmen kann.

So kommt es dazu, daß dieser Erwachsene versucht, sich seinen angeblich fehlenden Wert anders zu verschaffen, entweder auf Kosten seiner Nächsten oder mit Hilfe von Leistungen, die er immer mehr steigert, weil er seinen Wert überhaupt nicht einschätzen kann. Warum die einen die destruktive und die anderen die selbstdestruktive Lösung wählen, weiß ich nicht, aber es überzeugt mich, was Du darüber schreibst. Erst durch das Akzeptieren der Tatsache, daß wir früher Opfer waren, erhalten wir die Möglichkeit, das Spiel zwischen Opfer und Täter zu verlassen und beide Rollen aufzugeben.

Hätte Dein Therapeut begreifen können, was er tat, und hätte er dies seinen Opfern eingestehen können, wäre auch für ihn der Weg frei, ein neues Leben aufzubauen. Aber seine Verstrickungen mit den Opfern scheinen eine sehr lange Geschichte zu haben, und auch schon mit dem geringsten Zugeständnis würde er vermutlich riskieren, daß eine Lawine über ihn losbräche, eine Lawine von Anklagen der Menschen, die plötzlich die Erlaubnis bekämen, ihn zu durchschauen. Es ist begreiflich, daß er dieses Risiko nicht eingeht. So wird er weiter mit den gleichen Mitteln sein Geschäft betreiben, wird weiter versuchen, seine Kritiker zu psychiatrisieren, und wird vielleicht sogar seinen finanziellen Erfolg noch vergrößern, solange das Bedürfnis nach Gurus besteht.

Dieses Bedürfnis wird vermutlich noch lange bestehen, da es viele Menschen gibt, die nie Liebe erfahren haben und die daher unfähig sind, die Heuchelei ihrer Gurus zu durchschauen. Daß Du es letztlich geschafft hast, verdankst Du vielleicht den wenigen Erfahrungen der Liebe, die Du immerhin gemacht hattest, bei Deiner Tante und bei Deinem Vater. Menschen, denen in der Kindheit auch die geringste Form von Zuneigung fehlte, werden kaum in der Lage sein, Deine Erkenntnisse nachzuvollziehen.

Du hast zwar als Kind Deiner Mutter unter der Unterdrückung Deines wahren Wesens schwer gelitten, bist aber zum Glück nicht auch noch körperlich mißhandelt worden. Deine seelische Not hat Dich zu einem Ausbeuter geführt, aber es gab etwas in Deiner Vorgeschichte, das Dir vielleicht auch die Chance gab, Dich schließlich von ihm zu befreien. Es gibt vermutlich viele, die diese Chance in der Kindheit nicht hatten. Diese werden sich kaum ohne weiteres aus den Fängen einer Sekte befreien können.

Dein Bericht verstärkt meine Überzeugung, daß es für eine therapiegeschädigte Patientin von unschätzbarem Wert ist, einen Menschen zu kennen, der ihre Wahrnehmung bestätigt. Das hilft ihr, über das Schlimmste hinwegzukommen. Ob das in der Therapie geschieht, im Bekanntenkreis oder einer Beratungsstelle, spielt eigentlich keine Rolle. Wichtig ist einfach, daß man offen erzählen darf, was einem geschehen ist, und nicht angehalten wird, nur bei den Eltern die Ursache der Störung zu suchen. Weil man sich nur hier und jetzt mit der gegebenen Situation auseinandersetzen kann.

Ein Kind kann das nicht. In meiner Arbeit in Peru habe ich sehr interessante Beobachtungen gemacht, von denen ich Dir gerne erzählen würde, wenn wir uns treffen. Die Indianer, mit denen ich arbeitete, sind erstaunlich zugänglich für Gedanken, die in unserer Kultur noch große Widerstände provozieren. In meinen Fachkreisen, unter Sozialpädagogen, stoße ich noch häufig auf Ansichten, die ich persönlich als überholt erachte. Darum bin ich froh, daß ich mich mit Dir so gut über die Rolle der Kindheit verstehe.

Auch meine Erfahrung der letzten Jahre lehrte mich, daß man die Folgen des Kindheitstraumas bewältigen kann, wenn man das aktuelle Trauma ausräumt. Diese Folgen bestanden ja, wie Du aufzeigst, in der Blockierung durch Angst, Sprachlosigkeit, Mutlosigkeit. Ich stimme Dir zu: Wenn der Erwachsene diese Angst überwindet, dann hat er es nicht mehr nötig, ständig in die alte Hilflosigkeit, Verzweiflung und Stummheit zu versinken. Die ohnmächtige Wut des Kindes meldet sich vermutlich nur noch, wenn sich der Erwachsene freiwillig wieder in eine solche Abhängigkeit begibt, in der er in der Kindheit notgedrungen lebte. Daher mußtest Du so lange bei Deinem Therapeuten weinen, ohne einen Ausweg zu finden. Wie in Deiner Kindheit wurde Dir dieser versperrt. Auf die Stufe eines kleinen Kindes regrediert, konntest Du unmöglich erkennen, daß mit Deinen Tränen ein simples Geschäft betrieben wurde.

Die Möglichkeit, sich Zeugen des Unrechts zu suchen, hat ein Kind nicht. Wenn es Pech hat, bleibt es in seiner Not allein. Es kann sich höchstens Familienmitgliedern anvertrauen, aber die wollen sich oft auch nicht gegen die Eltern stellen. Der Erwachsene hingegen hat viele Möglichkeiten, die richtigen Zuhörer zu finden. Es ist längst erwiesen, daß man einen Schock am besten bewältigt, wenn man ihn nicht zu vergessen sucht, wie es früher empfohlen wurde, sondern im Gegenteil fühlt, was er uns bedeutet, und so lange darüber redet, bis der Schock an Bedeutung verliert. Das Schweigen ist der größte Feind geschädigter Menschen.

Es war wohl kein Zufall, daß Freud die Lähmungserscheinungen seiner ersten hysterischen Patientinnen als Ausdruck des erzwungenen Schweigens verstand. Frauen drücken ihren Zustand oft in körperlichen Symptomen aus, in Lähmungen und Sprachstörungen, die ihre Not präzise umschreiben. Etwa so: »Ich muß schweigen, darf meine Wut nicht zeigen, nicht einmal wissen, wem sie gilt, muß glauben, was man mir sagt, darf niemanden verraten, muß bewegungslos bleiben, bis mich die Wut umbringt.« Ich kenne Frauen, die körperlich erkrankt sind, weil sie sich nie zu einer Klage wegen sexueller Ausbeutung in Therapien hatten durchringen können. Als es für die Klage zu spät war, sahen sie keinen Ausweg mehr und wurden eben krank.

Die Angst vor dem Reden ist so hartnäckig, weil sie in der Kindheit wurzelt. Bewältigt werden kann sie aber nicht dort, sondern nur im Heute. Eine gute Gruppentherapie kann da helfen: Das Schweigen zu brechen war für viele Kinder ja tatsächlich lebensgefährlich. Für Erwachsene ist es das nur in totalitären Regimen, zu denen auch manche Sekten gehören. Sie basieren auf dem alten Erziehungssystem, das den Leuten, die von einer Sekte vereinnahmt werden, nur allzugut aus ihrer Kindheit vertraut ist. Auch manche Therapien stützen sich auf dieses System. Der Therapeut deutet Kritik der Patienten als Übertragung und schaltet sie dadurch von vornherein aus. Die Wahrnehmung der Patienten wird, wie Du weißt, dermaßen manipuliert, daß sie nicht mehr den Mut haben, den eigenen Wahrnehmungen zu trauen, ja regelrecht Angst davor entwickeln.

Diese mentale Manipulation kann sich verheerend auf den Geist auswirken, muß aber nicht unbedingt gleich den Körper angreifen. Daneben gibt es jedoch auch das Mittel der emotionalen Manipulation, die sich im Unterschied zur mentalen rasch auf den Körper auswirkt. Darauf beruhen meines Erachtens die Wunderheilungen. Es gibt Menschen mit sogenanntem »Charisma«, zu ihnen gehören auch Schamanen, die Talent für emotionale Manipulationen haben.

Manche setzen diese Begabung zum Wohle der anderen und manche zu deren Verhängnis ein, je nach ihren ethischen Prinzipien und ihren Interessen. Destruktive Laufbahnen schlagen sie ein, wenn sich zum Charisma ein starker Geltungsdrang und ein psychopathischer Charakter gesellen. Beides trifft offenbar auf Deinen Therapeuten zu. Leider nicht nur auf ihn. Er gehört zu einer großen und stets wachsenden Gruppe.

Eine Befragung in den USA[7] hat ergeben, daß dreißig Prozent der als Therapeuten Tätigen noch niemals selbst einen Therapeuten konsultiert haben, sich also nie selbst in Frage stellten. Es gibt natürlich auch nach wie vor ernsthafte Therapeuten, welche die wunden Punkte behutsam aufdecken und ihren Klienten so die Integration ihrer Gefühle ermöglichen. Doch immer mehr Scharlatane versuchen, mit der Regression ein Geschäft zu machen.

Die anfängliche Euphorie der Zauberlehrlinge hält meist nicht an. Mit der Zeit stellen sich gewöhnlich mühsame Übertragungen und Gegenübertragungen ein, mit denen der selbsternannte Therapeut nie gelernt hat umzugehen. So wird er die Klienten womöglich mittels Indoktrination und Manipulation beherrschen, was ihm eine Zeitlang gelingen mag, und die sexuelle Ausbeutung hilft ihm allenfalls eine Weile, über unerwünschte Krisen und ernsthafte Notfälle hinwegzutäuschen.

Das Geschäft der Gurus läßt sich nicht aus der Welt schaffen, weil offenbar »Bedarf« danach besteht, selbst wenn dieser Bedarf selbstdestruktiv sein kann. Wir können nur die Mechanismen aufzeigen, die dahinterstecken, das Geschäft blüht indessen weiter, solange

7 Deutsch, C. J.: »Professional Psychology: Research and Practice«, 16, S. 305-315, in: ders.: *A Survey of Therapists' Personal Problems and Treatment*, 1985.

sich Menschen täuschen lassen. Viele der Anhänger, die in den siebziger Jahren in den Bann berühmter Gurus gerieten, sind längst selbst zu Gurus geworden, und ihre Zahl wächst weiter, weil manche Geschädigte durch ihre tiefen emotionalen Störungen zum Mißbrauch anderer getrieben werden.

Es gibt Therapiekonzepte, in denen Falsches mit Richtigem auf irreführende Weise so vermischt wird, daß es für einen Laien fast hoffnungslos ist, sich ein klares Urteil zu bilden. Selbstverständlich bildet die Verarbeitung der Kindheit einen wichtigen Teil der Therapie. Aber wenn eine vollständige Heilung auf dem Weg der Rituale und der intensiven Regressionen in die Kindheit versprochen wird, kann das beim Patienten zu katastrophalen Folgen führen: Das hast Du ja selber zur Genüge erfahren.

Was Du anhand Deiner persönlichen Erfahrung begriffen hast, habe ich aus Büchern und meiner Arbeit mit Aussteigern aus Sekten gelernt. Unsere Schlüsse scheinen sich sehr nahe zu kommen. Vermutlich werden wir noch viel mehr dazu zu sagen haben, wenn wir uns treffen. Ich freue mich darauf!

Alles Liebe, Helga, laß es Dir jetzt gutgehen, und genieße Deine Freiheit, die Du Dir endlich errungen hast,

Deine Michelle

5. Gloria –
Die Klugheit des Herzens

Nancy und Luise haben in Princeton, New Jersey, gemeinsam Soziologie studiert. Nach Studienabschluß heiratete Luise einen Geschäftsmann, bekam vier Töchter und lebte mit ihrer Familie in einem großen Haus in Rowayton, Connecticut. Nancy nahm einen Lehrauftrag an der Universität von San Francisco an. Ihre Forschungsarbeit faszinierte sie, und sie lernte in Kalifornien Menschen kennen, die ihren Ideen und ihrem Wesen mehr zu entsprechen schienen als ihre Bekannten in New Jersey.

Die beiden Studienfreundinnen telefonierten in den ersten Jahren gelegentlich miteinander. Doch im Laufe der Zeit lockerte sich die Beziehung aufgrund der Entfernung und der Unterschiede im Lebensstil. Luise entwickelte sich zu einer Dame der Gesellschaft, Nancy engagierte sich zunehmend in der Frauenbewegung. Als Nancy schließlich ebenfalls heiratete und ein Kind mit Down-Syndrom bekam, brach der Kontakt gänzlich ab. Es war bei Luise nicht Lieblosigkeit, ganz bestimmt nicht, es waren vielmehr Ratlosigkeit, Unsicherheit und Befangenheit, die eine seltsame Barriere zwischen ihr und ihrer Freundin entstehen ließen.

Luise getraute sich nicht mehr, Nancy spontan anzurufen und zu fragen, wie es ihr gehe. Und je länger sie damit wartete, desto schwieriger wurde der Anfang. Sie stellte sich vor, daß ihre Freundin allein gelassen werden wolle. Oder war es eine Ausrede? War es nicht sie, Luise, die sich diesen Kontakt ersparen wollte aus Angst, von einem Schicksal zu hören, durch das sie sich überfordert fühlte? Sie wußte nicht so recht, ob sie die Freundin oder sich selber schonen wollte. Aber sie unternahm nichts, um die Situation zu klären. So vergingen vierzig Jahre.

Luise ist längst Großmutter, und ihre Enkelkinder bereiten ihr Freude. Da bringt ihre älteste Tochter ein Kind mit Down-Syndrom zur Welt in einer Zeit, da diese Behinderung frühzeitig diagnostiziert werden konnte und ein Schwangerschaftsabbruch noch möglich war. Ihre Tochter hat sich gegen eine diesbezügliche Schwangerschaftsuntersuchung entschieden und nimmt das Schicksal gelassener als ihre Eltern hin. Nun denkt Luise daran, den Kontakt zu Nancy wiederaufzunehmen. Sie braucht ihre Freundin nicht länger zu »schonen« oder zu meiden, sie fühlt sich ihr wieder nahe und möchte sie besuchen. Nancy freut sich auf das Wiedersehen, ihr Mann ist gestorben, und ihre Tochter lebt in einem Heim. Sie hat keine anderen Kinder, sie ist frei und möchte die Fragen ihrer Freundin beantworten, so gut sie kann. So kommt es, daß sie sich schließlich gegenübersitzen und versuchen, einander die wichtigsten Ereignisse in ihrem Leben zu erzählen.

Luise berichtet von den Erfolgen ihrer Töchter, die alle akademische Abschlüsse gemacht haben und selbst bereits Mütter sind. Sie erzählt von ihren Enkelkindern und ihrem Mann, mit dem sie sich nach wie vor gut versteht. Nancy versucht nicht, sich etwas vorzumachen: Es schmerzt sie, daß sie keine Enkelkinder hat, doch sie mag Luise und gönnt ihr das Glück. Sie selbst hat sich stets etwas abseits vom bürgerlichen Leben bewegt, und vielleicht, geht es ihr durch den Kopf, hätte sie gar keine gute Großmutter abgegeben.

»Du bist anders, als ich erwartet habe«, stellt Luise fest. »Ich habe mir vorgestellt, daß du als Mutter eines behinderten Kindes eine verhärmte, verbitterte Frau geworden seist, zumal du schon in der Studienzeit viele Probleme mit dir herumtrugst. Aber du wirkst lebendig und entspannt. Wie ist es dir ergangen, als du Gloria zur Welt brachtest? Hattest du gute Freunde hier in Kalifornien, die dir beistanden? Hat dein Mann dir dabei geholfen? Wie hat er die ganze Situation erlebt?«

»Er war einfach ganz hilflos und verstummte noch mehr. Und die Freunde? Ich glaubte, gute Freunde zu haben, doch plötzlich fühlte ich mich allein gelassen. Meine beste Freundin riet mir sogar, Gloria sofort in ein Heim zu geben, damit zwischen uns erst gar keine Bindung entstehe. Das zeigte mir, wie weit wir im Grunde voneinander entfernt waren. Nach der Geburt sagte mir weder der Frauenarzt noch der Kinderarzt klar und deutlich, daß es sich um Trisomie handelte, obwohl es für sie eindeutig gewesen sein muß. Sie ließen mich zehn Tage lang im ungewissen und sprachen von einem ›Verdacht‹.

Ich weiß noch genau, wie ich mich fühlte, nachdem ich die volle Wahrheit erfahren hatte. Ich lief allein durch die Straßen San Franciscos und dachte: Erstmals bin ich mit etwas konfrontiert, dem ich nicht entfliehen und das ich auch nicht verändern kann. Meinen Eltern mit ihren Problemen konnte ich mich noch entziehen. Aber diesem Kind kann ich nicht davonlaufen, ich kann es nicht weggeben, auch wenn mir zwei Freundinnen dazu geraten haben, das eigene Herz kann man auch nicht hergeben. Schon damals liebte ich dieses Kind und litt deshalb um so mehr. Ich fürchtete auch um meine berufliche Laufbahn, die mir wichtig war.

Du weißt, daß ich in der Studienzeit alles mit dem Verstand bewältigen wollte. In meinem Elternhaus habe ich gelernt, meine Gefühle stets unter Kontrolle zu halten, weil sie mir Angst einflößten. Doch diese tägliche, strenge Kontrolle blockierte später den Zugang zu meiner Kindheit, die mir so gut wie unbekannt war, und führte zur Erstarrung. Selbst eine Psychoanalyse konnte diese nicht vollständig lösen.

Erst mit der Geburt Glorias erwachten meine Gefühle. Dieses Wesen eroberte mich einfach, es gab kein Zurück. Zum erstenmal in meinem Leben spürte ich Liebe ohne Einschränkung, ohne die frühere Angst vor Ausbeutung, Mißbrauch und Lügen. Vom Augenblick ihrer Geburt an konnte ich mich nicht mehr verstecken.

Es gab in meiner Kindheit niemanden, bei dem ich gelernt hätte, mich offen zu geben. Als älteste Tochter wurde mir die ganze Verantwortung für die anderen Geschwister aufgebürdet, und mir wurden ständig Vorwürfe gemacht, wenn die anderen etwas angestellt hatten. Erst in der Nähe meiner Tochter fand ich Geborgenheit und Vertrauen, Gefühle, die ich als Kind nicht hatte entwickeln können. Ich war ja schon so früh die Mutter nicht nur meiner Geschwister, sondern auch meiner Eltern, die beide nie Verantwortung übernommen hatten, weder für das, was sie taten, noch für das, was sie sagten. Deshalb wollte ich meine Jugend so gut wie möglich vergessen. Während des Studiums gelang mir das noch recht gut, ich fühlte mich endlich frei von der Verantwortung für andere. Doch schon in der Ehe holte mich meine Kindheit wieder ein. Erneut wurde ich zur einzigen Stütze, diesmal zur Stütze von Richard, und das ertrug ich schlecht.

Gloria hat mir ermöglicht, sie lieben zu lernen und diese Liebe wachsen zu lassen. Auch andere Menschen wollten von mir geliebt werden, aber sie entzogen sich aus ganz unterschiedlichen Gründen der Kommunikation. Gloria hingegen kann sich lieben lassen. Sie saugt jedes Zeichen der Zuneigung auf und genießt es. Ganz einfach, wie ein Kind. Dadurch hat sie mich mehr beschenkt als mit ihrer Liebe zu mir, in der ja zwangsläufig Bedürftigkeit mitschwingt. Und ihre reale Abhängigkeit von mir erinnert mich wieder an die Situation in meiner Kindheit.«

»Wie war denn die erste Zeit?«

»In der Klinik sagte man mir, sie habe einen Herzfehler und müsse in der Säuglingsklinik bleiben, damit die nötigen Untersuchungen an ihr durchgeführt würden. Das habe ich ohne Proteste akzeptiert, ich ahnte ja nicht, welche Konsequenzen sich daraus ergeben können. Heute würde ich entgegnen: ›Ich nehme das Mädchen erst einmal nach Hause, es braucht die Nähe der Mutter, ihr Herz wird durch das Stillen nicht belastet.‹ Glorias Herz ist übrigens völlig in Ordnung, sie ist körperlich normal leistungsfähig, aber die erste unnötige Trennung von mir hat sie nachhaltig geprägt.

Sie besitzt erstaunlich konkrete Erinnerungen an diese Zeit, und in ihren Zeichnungen taucht die Säuglingsklinik immer wieder auf. Sie nennt sie ›das Wartezimmer‹, weil sie dort auf mich gewartet hat. Sie hat unter dem Alleinsein offenbar schwer gelitten, und die medizinischen Apparate haben ihr angst gemacht. Dieser Schmerz kommt oft bei ihr hoch. Immer wenn sie sich von jemandem, den sie liebt, verlassen fühlt oder sich in einer Umgebung befindet, wo sie nicht genügend Erklärungen und Informationen erhält, um sich daran orientieren zu können, glaubt sie sich ›ganz verloren‹ und ›allein auf dieser Welt‹. Die erste Trennung hat auch mich verunsichert, aber dank des Stillens hat sich bald eine große Vertrautheit eingestellt.

Mit der Zeit fand ich heraus, was sie eigentlich brauchte, auch wenn sie es zunächst nicht deutlich zu artikulieren vermochte. Später konnte sie das besser, und ich lernte, sie zu verstehen. Ich realisierte, daß ich lange angenommen hatte, Dinge, die für mich selbstverständlich sind, müßten auch ihr klar sein. Das war bei weitem nicht der Fall, sie brauchte meine Erklärungen viel länger, als ich angenommen hatte.

Lange Zeit habe ich darunter gelitten, daß das Schicksal mich erneut zwang, die Verantwortung für einen anderen Menschen zu übernehmen und damit ein Muster beizubehalten, von dem ich mich endgültig befreien wollte, nachdem ich es durchschaut hatte.

Heute sehe ich das anders. Meine Tochter ist in bestimmten praktischen Dingen auf Betreuer angewiesen, aber im emotionalen Bereich ist sie erstaunlich autonom. Ihre Abhängigkeit von mir bedeutete zwar Belastungen und Einschränkungen, aber sie hat mir Türen geöffnet, die mir in anderen Beziehungen verschlossen blieben.«

»Woran lag das?« möchte Luise wissen. »War es ihre Hilflosigkeit, die deine bisher ungelebten Gefühle weckte?«

»Es war nicht in erster Linie ihre Hilflosigkeit und Bedürftigkeit, es war ihr Vertrauen in mich, ihre Fähigkeit, in jeder Situation offen und wahrhaftig zu bleiben. Das rührte mich jedesmal und half mir auch, ein wenig offener zu werden. Zuwendung beantwortet sie fast immer mit Herzlichkeit – und Stumpfheit oder Gleichgültigkeit sieht sie nach. Nicht aber Lügen. Auch wenn sie Verlogenheit nicht bewußt benennen könnte, so reagiert ihr Körper doch oft mit starken körperlichen Symptomen, wie Kopfweh, Müdigkeit, Ekzemen. Sie verflüchtigen sich gewöhnlich wieder, sobald sie ihre Gefühle über die betreffende Person artikulieren konnte. Gloria kann weder lügen noch sich verstellen, sie ist, wie sie ist, einfach wahr. Das macht die Beziehung mit ihr so einfach.«

»Und wann ging Gloria dann in ein Heim?«

»Die ersten achtzehn Jahre hat sie bei uns zu Hause gelebt. Sie besuchte eine heilpädagogische Privatschule und kam danach in ein Heim. Glorias Lehrerin hatte uns Eltern gesagt, daß Behinderte eine geschützte Umgebung brauchen und wir die Trennung ihr zuliebe auf uns nehmen sollten. Wir dürften sie nicht zu stark an uns binden. Wir fügten uns, ohne die Meinung der Lehrerin zu hinterfragen. Aber an den Tag des Abschieds und an den Schmerz, den er mir bereitete, erinnere ich mich genau. Es war, als hätte man ein Stück von mir herausgerissen, das Teuerste, das ich hatte, als hätte man meine Liebe zerstört. Ich tröstete mich damit, daß es für Gloria richtig und notwendig sei und daß ich mich zurechtfinden würde, wie ich es immer tat. Die Sehnsucht nach ihr war stark, doch die Trennung gab mir auch mehr Freiheit. Besonders nach dem Tod von Richard.

Gloria blieb dreizehn Jahre lang in diesem Heim, sie schien zufrieden und erfüllt zu sein. Die Ferien verbrachte sie bei mir. Reisen machte ich in der Zeit dazwischen. Erst 1987 erzählte sie mir während eines Heimurlaubs, daß ein Heimerzieher ein epileptisches Mädchen unter die kalte Dusche gestellt hatte. Bei diesem Gespräch erfuhr ich auch, daß sie in Ängsten lebte, die sie sich lange nicht eingestanden hatte. Ich wollte die Ferien für eine gewisse Zeit verlängern, um diese Ängste mit ihr aufzuarbeiten. Doch die Heimleitung widersetzte sich diesem Vorschlag. Ich wiederum war nicht bereit, Gloria mit ihren Ängsten ins Heim zurückzuschicken. Daraufhin löste die Heimleitung eigenmächtig den Vertrag, und so verbrachte sie von nun an acht Jahre bei mir. Es war für uns beide eine gute, erfüllte Zeit. Gloria arbeitete gern im Garten, sprach mit den Setzlingen, wenn sie Blumen pflanzte, und wünschte ihnen ein gutes Wachstum. Das Schneiden der Sträucher kostete sie Überwindung, da sie ihnen nicht weh tun wollte. Ihre große Leidenschaft aber war das Tanzen. Sie improvisierte ohne Hemmungen und drückte ihre Gefühle aus. Sie nahm Unterricht in der Gruppe und allein und wirkte in verschiedenen Aufführungen mit. Doch mit der Zeit wollte sie wieder einer regelmäßigen Beschäftigung nachgehen. Ich fand schließlich ein anderes Heim mit rund dreißig behinderten Bewohnern. Dort lebt sie noch immer und arbeitet in der Küche und der Wäscherei.«

»Hatte Gloria keine Mühe, sich im neuen Heim einzufügen, nachdem sie bei dir so lange individuell betreut worden war?« fragt Luise.

»Zunächst schien alles problemlos. Gloria will ja wie ein Kind immer alles gut und recht machen, die anderen zufriedenstellen und Anerkennung erhalten. Da sie aber längst mehr Erfahrung und Bewußtsein besitzt als ein kleines Kind, spürt sie beim Gegenüber zwar die Widersprüche, kann damit aber nicht immer souverän umgehen. Bei ihrer Beschäftigung hat sie, soviel ich weiß, keine Probleme, weil sie die Arbeit gerne macht und eifrig lernt. Was ihr selbst manchmal im Wege steht, ist ihr Bemühen, anderen nur ja keine Schwierigkeiten zu bereiten. Da sie rücksichtsvoll ist und niemanden verletzen will, versucht sie, sich den moralischen Vorstellungen der anderen anzupassen, auch wenn sie ihrem Gerechtigkeitssinn widersprechen. Die eigenen Gefühle unterdrückt sie so lange, bis sie schließlich mit körperlichen Symptomen, die oft lange anhalten, dafür bezahlt.«

»Wie spielt sich das genau ab?«

»Ich kann dir das anhand eines Beispiels erklären. In einem Theaterstück ist Gloria die Rolle der Mutter zugeteilt worden. Sie sollte ein imaginäres Baby in den Armen halten und ihm ein Wiegenlied singen. Ihr sehnlichster, aber leider unerfüllbarer Wunsch war immer ein eigenes Kind. Nun hat sie also dieses Wiegenlied monatelang geübt. Einige Tage vor der Aufführung hat man ihr gesagt, die Inszenierung sei geändert worden, sie solle ihre Rolle mit Hilfe von Schritten mimen, dabei weder etwas singen noch sagen. Man stellte, wie ich später erfuhr, fest, daß alles zusammen sie überforderte, und wollte ihr mit dieser Änderung die Aufgabe erleichtern. Doch nun war sie unter all den Auftretenden die einzige, die den Mund nicht aufmachen durfte. Das hat ihr sehr weh getan, weil sie vermutlich gehofft hatte, ihren Kinderwunsch zumindest in der symbolischen Form hier in der Rolle der Mutter erfüllt zu bekommen.

Gloria hat diese Enttäuschung hingenommen, ohne auch nur mit einem Wort zu protestieren. Sie machte ihre Schritte gut, wurde dafür gelobt und spielte die Zufriedene bis zum Schluß. Erst nach der Vorstellung brach sie wegen einer Lappalie in Tränen aus. Da realisierte die Gruppenleiterin plötzlich, daß Gloria seit Tagen niedergeschlagen gewirkt hatte und wenig ansprechbar gewesen war. Sie befürchtete sogar, Gloria habe das Gehör verloren. Sie schottete sich ab, litt erneut unter einem Ekzem, das seit langem ausgeheilt gewesen war, und fühlte sich abermals wie im ›Wartezimmer‹.

In solchen Situationen ist es eine Glücksfrage, wer

gerade um sie ist. Wenn eine einfühlsame Betreuerin sie ermutigt, sich auszusprechen, legen sich die Symptome schnell. Doch manchmal ist nur jemand zugegen, der ihr zum Vergessen und zu Großzügigkeit rät, was das Ganze nur verschlimmert. Denn sie will lieb sein um jeden Preis, will so sein, wie das Gegenüber sie haben will. Aber ihr Körper macht nicht mit, rebelliert gegen den Selbstbetrug. Ihre Symptome trotzen oft monatelang jeder medizinischen Behandlung.

Als ich Gloria anrief und mich nach ihrem Befinden erkundigte, sagte sie wörtlich: ›Ich will mit meinem Kind reden und nicht schweigen. Für das Kind ist es wichtig, daß ich mit ihm rede, wie du mit mir geredet hast.‹ Zum Glück hatte die Gruppenleiterin das Problem verstanden, sie half Gloria, es bei der Theaterleiterin anzubringen. Wie bereits in einem ähnlichen Fall hat meine Tochter auf einen solchen Beistand körperlich rasch positiv reagiert.«

»Meine Mutter«, erzählt Luise, »hat in den letzten Monaten, bevor sie an Krebs gestorben ist, in einem Pflegeheim gelebt. Traurig war, daß manche Betreuer körperlichen Symptomen zwar einfühlsam Rechnung trugen, aber den emotionalen Ursprung ausblendeten. Helen, meine Tochter, die Sozialarbeiterin ist, sagte, es scheine, als ob manchen Betreuern der Bereich der realen, nicht idealisierten Gefühle unheimlich sei. Und bei Gloria spielt ja offenbar gerade die Gefühlswelt eine entscheidende Rolle. Hoffentlich wird sie bei ihren Betreuern die gleiche Wirkung erzielen wie bei dir. Dich hat sie zu deinen Gefühlen zurückgeführt, und du respektierst jetzt die ihren. Warum sollte das nicht auch bei anderen gelingen? Vielleicht begegnet sie immer wieder mal Menschen, bei denen sie einen ähnlichen Prozeß auslöst wie bei dir.«

»Das hoffe ich auch«, sagte Nancy ernst, »mit vielen Betreuerinnen scheint ihr das auch zu gelingen. Aber ich mache mir keine Illusionen: Gloria ist von anderen abhängig und will sich ihnen anpassen. Das hat sie auch bei mir getan. Nur war ich die Mutter und versuchte ihr beizubringen, auf ihren inneren Widerstand zu hören. Sie braucht jemanden, der sie in ihrer Wahrheit unterstützt, sonst tut es nur ihr Körper. Wenn diese Sprache vom Arzt nicht verstanden wird, wird man ihr unnötige Medikamente geben, die sie eventuell verwirren und die Symptomatik steigern. Im Moment hat sie aber eine Gruppenleiterin, die sich sehr gut in sie einfühlen kann und liebevoll auf sie eingeht, und so bleibe ich optimistisch.«

»Hast du nie darunter gelitten«, möchte Luise wissen, »daß Gloria an deinem intellektuellen Leben nicht teilhatte?«

»Ich mußte lernen, sie so zu akzeptieren, wie sie ist, mit intellektuellen Grenzen, aber mit erstaunlichen Gaben im emotionalen Bereich, und ich mußte lernen, nicht das Unmögliche von ihr zu erwarten. Das war nicht einfach, weil das geistige Leben in meiner Familie bescheiden war und ich die intellektuelle Herausforderung vermißte. Doch auch den affektiven Kontakt entbehrte ich als Kind. Und diesbezüglich wurde ich von meiner Tochter reichlich beschenkt.

Menschen mit Down-Syndrom könnten unserer übertechnisierten, entfremdeten Welt wichtige Impulse verleihen, weil sie das Vertrauen wie auch die Begeisterungs- und Liebesfähigkeit eines Kindes ins Erwachsenenalter hinüberretten. Gloria hat sich durch ihre Offenheit, ihre Herzlichkeit und ihr Einfühlungsvermögen immer wieder Freunde geschaffen. Als Kind spielte sie häufig in einem Park, wo bisweilen alte depressive Menschen in sich gekehrt auf den Bänken saßen. Normalerweise überläßt man solche Menschen ihrer Einsamkeit im Glauben, sie seien jeglichem Kontakt abgeneigt. Aber Gloria kümmerte sich nicht um Konventionen. Sie sprach diese Leute an, fragte zum Beispiel: ›Warum bist du traurig?‹ und auf den alten Gesichtern erschien ein Lächeln der Dankbarkeit. Das hat mich zuversichtlich für ihre Zukunft gestimmt.

Gleichzeitig war ich mir jedoch stets bewußt, daß sie nicht imstande ist, ihr Leben selbständig zu organisieren, ihr Geld einzuteilen oder Vorkehrungen für die Zukunft zu treffen, und daß sie folglich auch als Erwachsene in einer Art kindlicher Abhängigkeit von einer mütterlichen Person bleiben würde. Denn der Entwicklung der Autonomie sind bei Menschen mit Down-Syndrom unerbittliche Grenzen gesetzt. Sie sind in ihrer Lebensgestaltung auf die Hilfe geistig nichtbehinderter Menschen angewiesen, die ihnen in der emotionalen Entwicklung manchmal, wie ich es war, unterlegen sind und die je nach ihrem Werdegang durch diese Abhängigkeit mehr oder weniger überfordert sind. Zum Glück besitzt Gloria ein gutes Sensorium, das ihr hilft, Ungereimtheiten und Widersprüche im Verhalten anderer zu spüren und, so sie Unterstützung erhält, sogar darauf zu reagieren. Bei der Theateraufführung hat sie jedenfalls diesen Beistand schließlich erhalten, aber das war nicht immer der Fall.«

»Wie ist denn die Geburt verlaufen?« möchte Luise noch wissen.

»Sie war leicht. Auch mit dem Stillen gab es trotz der Trennung keine Probleme. Vielleicht meinst du, daß ich mit meiner Tochter deshalb so unbefangen bin, weil sie mich nicht in Frage stellt wie ein intellektuell normal entwickelter Mensch. Doch sie tut das auf ihre Art durchaus, sogar ausgesprochen präzise und konkret. Sie zeigt unbefangen, wo ich einen Fehler gemacht oder sie falsch verstanden habe. Dafür bin ich ihr dankbar, denn es hilft uns, einander besser zu verstehen und Mißverständnisse aus dem Weg zu räumen. Darum ist unsere Beziehung offen und entwicklungsfähig geblieben.

Als Kind war Gloria in ihrer Bedürftigkeit so unverstellt natürlich, daß auch ich ganz natürlich reagierte. Und aufrichtig und direkt ist sie noch immer. Dafür ein Beispiel: Sie ist gerade vierzig Jahre alt geworden, und wir haben die Ferien in Frankreich verbracht. Dort besuchten wir eine Ausstellung afrikanischer Kunst, wo unter anderem Holzfiguren gezeigt wurden, die Mutter und Kind darstellten. Während Gloria bei anderen Kunstausstellungen – etwa einer mit Werken des späten Picasso – lebhaft reagiert hatte, blieb sie hier auffallend still. Wieder im Auto, sagte sie mit Tränen in den Augen: ›Ich habe Kopfweh. Warum schauen diese Mütter ihre Kinder nicht an? Das ist doch schrecklich.‹

Ich hielt an und nahm sie in die Arme. Die Skulpturen hatten sie an die Säuglingsklinik erinnert, wo sie nach der Geburt zwei Wochen verbracht hatte. ›Warum bist du nicht gekommen?‹ fragte sie nun. ›Ich gehöre doch zu dir. Die Leute dort waren lieblos wie diese Frauen in der Ausstellung, sie haben mich gewickelt und getragen, aber nie angeschaut.‹ Ein paar Minuten später schließlich erklärte sie gelassen: ›Das Kopfweh ist jetzt weg.‹

Unterwegs nach Hause hielt ich bei einem Laden an, um ein Buch zu holen. Da lagen unzählige Zeitschriften, die ich kaum anschaute. Aber meine Tochter griff plötzlich, wider ihre Gewohnheit, nach einer mir unbekannten Zeitschrift mit dem Namen *Terre sauvage*. Sie deutete auf den Umschlag und sagte: ›So muß man das Kind halten.‹ Das Titelbild zeigte zwei mäuseähnliche, auf zwei Beinen stehende Tiere, Mutter und Kind, die einander festhielten und zärtlich anschauten. Darunter stand in Französisch: ›Ich liebe, also bin ich.‹

Ich kaufte die Zeitschrift und erfuhr aus einer Reportage, daß es sich bei den Tieren auf dem Titelbild um eine noch wenig erforschte Tiergattung handelte, die eine Million Jahre alt ist. Diese Tiere leben in der Wüste Kalahari und tauschen besonders viel Zärtlichkeiten aus. Sie sind nur dreißig Zentimeter groß, heißen auf französisch ›suricates‹, den Namen habe ich in keinem mir zugänglichen Wörterbuch gefunden. Sie kennen angeblich so etwas wie Babysitter: Ein Jungtier beschützt die Babys, solange deren Mütter auf Jagd gehen.

Diese für mich wichtigen Informationen verdanke ich dem Blick meiner Tochter, ich selbst hätte die Zeitschrift unter so vielen anderen kaum bemerkt. Ich war voll damit beschäftigt, mich von dem Überangebot an Reizen nicht überfluten zu lassen. Gloria hingegen war offen für das Wesentliche. Für sie hat immer die Liebe Priorität. Alles, was anderen Menschen oft viel bedeutet – Prestige, Macht, Reichtum –, ist für sie unwichtig, allenfalls zweitrangig.«

»Man spürt, daß du innerlich davon profitiert hast. Aber hast du dich durch dieses Schicksal nie überfordert gefühlt?«

»Doch natürlich, Luise. Vielleicht sollte ich dir eine Geschichte erzählen, welche die Folgen meiner Überforderung illustriert. Meine Unerfahrenheit in finanziellen Fragen machte mich nach Richards Tod zu einer leichten Beute für geschickte Spekulanten. Und die Sorge um Glorias Zukunft machte mich zudem anfällig für irreale Versprechen. Als mir eine Heilpädagogin versprach, sie werde Gloria nach meinem Tod bei sich wohnen lassen und privat betreuen, glaubte ich daran und zahlte im voraus einen beträchtlichen Betrag. Wie geschickt ich manipuliert worden war, merkte ich erst sehr viel später.«

»Du hast an die Einhaltung solcher Versprechen geglaubt? Warum hast du im voraus bezahlt? Und das noch ohne Vertrag?« wundert sich Luise.

»Aber was hätten mir Verträge für die Zeit nach meinem Tod genützt? Oder eine vertraglich erzwungene Logierung und Betreuung meiner Tochter? Ich war von der Redlichkeit der Heilpädagogin fest überzeugt.

Beweise konnte ich zu diesem Zeitpunkt nicht verlangen. Welche Mutter will ihr Kind nicht in sicherer Obhut wissen? Aus meinen Wunschträumen erwachte ich erst, als ich Beweise für einen Betrug hatte, unter anderem als mir die Rückzahlung der erschwindelten Summen verweigert wurde. Anfangs war ich empört, daß ausgerechnet eine Heilpädagogin meine behinderte Tochter benutzte, um sich mit meiner Hilfe ein Haus zu bauen, das angeblich für Gloria benötigt wurde.«

»Sie benutzte nicht deine Tochter, sondern beutete deine Not aus«, wirft Luise ein.

»Da magst du recht haben. Sie täuschte mich jahrelang so raffiniert, daß ich das Ganze nicht durchschaute, obwohl ich mich als Soziologin eingehend mit dem Thema Manipulation beschäftigt hatte. Wenn ich heute Zeitungsartikel lese, die zeigen, daß es auch für einflußreiche Leute mit Beraterstäben schwierig ist, Schwindel aufzudecken und skandalöse Betrügereien zu verhindern, hilft mir das, bescheidener zu werden und mir die eigene Naivität zu verzeihen. Ich hatte ja keine Berater, hatte nur meine Bedürftigkeit und die Sorge um Glorias Zukunft.

Dank dieser Erfahrung weiß ich heute, daß man leicht zum Objekt von Manipulationen wird, wenn man mehr Verantwortung übernimmt, als man tragen kann und soll. Die Zukunft meiner Tochter wollte ich über meinen Tod hinaus regeln. So habe ich mich überfordert. Diese Erfahrung hat mich gelehrt, mich nicht mehr so stark für andere verantwortlich zu fühlen, auch nicht für meine Tochter.

Was ich ihr geben konnte, habe ich ihr bereits gegeben: Sie hat für eine Behinderte mit Trisomie relativ viel Selbstvertrauen, vermag sich unbändig zu freuen, ist offen und freundlich, und ich bin zuversichtlich, daß sie Menschen begegnen wird, die das nicht mißbrauchen, sondern sie beschützen werden. Wenn etwas sie betrübt, vermag sie zwar den Grund nicht immer zu benennen und ist dann auf die Einfühlungsgabe der jeweiligen Betreuerin angewiesen. Aber sie besitzt eine natürliche Veranlagung zum Glücklichsein, man braucht sie nur so zu lassen, wie sie ist.«

Luise ist aufgebracht: »Daß eine Frau, die sich Heilpädagogin nennt, deine Sorge um Glorias Zukunft ausgenutzt hat, um sich ein Haus zu bauen, ist empörend und niederträchtig, besonders weil sich alles unter dem Deckmantel liebevoller Fürsorge abspielte. Die größten Fehler begehen wir vielleicht unter Überforderung. In unserem Bekanntenkreis stand eine Frau mit kleinen Kindern plötzlich vor der Aufgabe, ihren Vater nach einem Schlaganfall pflegen zu müssen. Nachbarn boten ihr an, die Kinder vorübergehend bei sich aufzunehmen. Sie nahm das Angebot dankbar an. Schließlich mußte sie jedoch feststellen, daß ihre Kinder von den Nachbarn sexuell mißbraucht wurden.

Wäre sie nicht am Ende ihrer Kräfte gewesen, hätte sie sich vermutlich mehr Zeit genommen zu prüfen, wem sie ihre Kinder zwei Nächte lang anvertraute. Aber zunächst denkt der Mensch doch gar nicht an Betrug. Und das ist gut so, sonst würde es einem das Leben verleiden. Dennoch sollte man wissen, was alles abzuklären ist, bevor man die Kinder ›freundlichen‹ Leuten anvertraut.«

»Wie denn, Luise? Sollte man fragen, ob er schon einmal ein Kind mißbraucht hat oder selbst mißbraucht worden ist?«

»Nein, natürlich nicht. Zum Glück hast du, was Gloria anbelangt, den Betrug aufgedeckt, sonst wäre sie dieser Frau nach deinem Tod ausgeliefert gewesen, und das, weil du ihr über dein Ableben hinaus beistehen wolltest. Wir haben nur ein Leben, in dem wir handeln können. Was danach geschieht, liegt nicht in unserer Hand.«

»Du hast recht. Aber wir können ein Testament machen und darin unseren letzten Willen kundtun. Auch das habe ich noch zustande gebracht. Stell dir vor, diese ›idealistische‹ Heilpädagogin hat mir so viel vorgemacht, daß ich sie und ihren Freund als meine Erben einsetzte. Dieser Freund entpuppte sich schließlich als Drahtzieher dieses Betrugs, die Heilpädagogin war ihm total hörig.«

»Wie hast du das Lügengebilde aufgedeckt? Oder ist es von selber aufgeflogen?«

»Das war alles andere als einfach, der Weg vom ersten Verdacht bis zur vollständigen Klärung war sehr kompliziert und beschwerlich. Nicht nur, weil sich die beiden Betrüger gut zu tarnen wußten, sondern auch, weil ich lange nicht glauben wollte, daß das, was meine Nachforschungen ergaben, wirklich stimmen würde. Vielleicht erzähle ich dir die Geschichte einmal in allen Einzelheiten, wenn wir mehr Zeit haben. Im Moment möchte ich mich nicht nochmals mit diesen Gemeinheiten befassen und mir damit nicht die Freude an deinem Besuch verderben.«

»Vielleicht wäre ich in deiner Situation auch betrogen worden. Doch ich kann mich in wichtigen Fragen stets mit meiner Familie beraten, einer meiner Schwiegersöhne ist Anwalt, mein Mann ist erfahrener Geschäftsmann, ich stehe bei solchen Entscheidungen nie allein. Zudem glaube ich, daß Frauen in meiner Situation derart abstruse Vorschläge gar nicht gemacht werden. Scharlatane suchen sich ihre Objekte gründlich aus. Als verwitwete ältere Frau und Mutter einer behinderten Tochter warst du natürlich das ideale Ziel.«

»Möglicherweise bin ich schon in der Kindheit darauf konditioniert worden, eine leichte Beute abzugeben. Jagdhunde spüren das. Als Kind lernte ich nämlich früh, unliebsame Fakten auszublenden und mich an Worte und leere Versprechungen zu halten. Ich wollte glauben, daß meine Eltern mich liebten, wie sie behaupteten, auch wenn ihr Verhalten dagegen sprach. So wollte ich auch glauben, daß jemand Gloria wirklich gern hatte und mit ihr leben wollte. Ich wünschte es so stark, daß ich das Geld, das ich von meinen Eltern geerbt hatte, dafür nur allzu gerne gab.

Ich fand es sinnvoll, dieses Vermögen für die Zukunft meiner Tochter einzusetzen, gewissermaßen als spätes Geschenk der Großeltern, die sich zu Lebzeiten nie um sie gekümmert hatten. Dieses Wunschdenken verstärkte meine Leichtgläubigkeit, die von der Heilpädagogin und von deren Freund weidlich ausgenutzt wurde. Inzwischen bin ich von diesem Wunschdenken befreit. Ich habe heute mehr denn je Vertrauen in das Schicksal meiner Tochter und hoffe, daß sie an ehrliche Menschen geraten wird. Sie wird dann das Geld der Großeltern nicht benötigen.«

Im Flugzeug zurück nach New York denkt Luise an ihre Tochter Helen und die kleine Sara, die ihr bisher irgendwie unheimlich war. Das ist Vergangenheit. Zum erstenmal seit der Geburt der Enkelin fühlt sie sich frei von bedrückendem Mitleid. Vielleicht, denkt sie, ist das, was ich über Gloria zu erzählen habe, für Helen weit weniger erstaunlich, als es für mich war. Mit ihrer Tochter scheint sie so stark verbunden, wie ich es nie für möglich gehalten hätte. Das wundert mich jetzt weniger. Was Nancy betrifft, habe ich den Eindruck, daß sie heute offener, entspannter und menschlich reicher ist als in unserer Studienzeit. Ist das nicht Gloria zu verdanken?

6. Margot und Lilka –
Zwischen Warschau und Sydney

Margot ist außer sich vor Freude. Heute morgen hat sie in einer ihrer Patientinnen eine Schulkameradin aus Warschau wiedererkannt. Seit 1946, der Emigration von Polen nach Australien, hat sie ihre Heimat nur im Jahre 1950 einmal besucht. Die riesigen Stalin-Plakate in den Straßen hielten sie seitdem von einem erneuten Polenbesuch ab. Doch schon früher fühlte sie sich nicht wohl in diesem Land, wo sie den Holocaust nur überlebte, weil sie sich mit Hilfe von falschen Papieren als Arierin ausgegeben hatte. Vieles dort erinnerte sie an den damaligen Kampf ums nackte Überleben.

Nun sitzt sie in ihrer Praxis einer neuen Patientin gegenüber: Mrs. Rogers, eine Amerikanerin, die ihren Mann auf einer Geschäftsreise nach Australien begleitet und wegen einer Allergie ihre Praxis aufgesucht hat. Zunächst hat nichts darauf hingewiesen, daß die beiden Frauen sich kennen, die Familiennamen sind andere als in ihrer Jugend, und ihre Gesichter sind um beinahe sechzig Jahre gealtert. Aber der Vorname »Lilka« weckt in Margot Erinnerungen an die Vorkriegszeit in Warschau und die langen Gespräche im Zimmer einer Freundin in der Dlugastraße.

In diese Erinnerungen versunken, sagt sie halb träumend: »Ich kannte einmal ein Mädchen, das Lilka hieß, das ist aber lange her, war in einer anderen Welt ...«

Die Patientin beginnt, die Gesichtszüge der ihr gegenübersitzenden Ärztin zu erforschen, und nach einer Weile fragt sie schüchtern: »Sie stammen nicht etwa ebenfalls aus Warschau?«

Ein langes Schweigen folgt auf diese einfache, banale Frage. Warum antwortet Margot nicht spontan mit einem Ja? Weil eine wichtige Entscheidung an dieser Antwort hängt. Weil die Frage Dinge anspricht, die Margot längst in sich begraben hat. Will ich mich nochmals mit meiner Vergangenheit befassen, fragt sie sich. Will ich Kontakte erneuern, von denen sich so viele als Enttäuschungen erwiesen haben? Will ich mich wieder dem Vorwurf aussetzen, das Judentum verraten zu haben, indem ich einen Christen geheiratet habe? Es ist nicht leicht, das eigene Leben anderen so zu erklären, daß sie es verstehen. Und warum sollte ich das tun? Ich will nicht der trügerischen Hoffnung nachhängen, daß sich jemand wirklich für mein damaliges Schicksal interessiert. Ich weiß doch aus Erfahrung, daß dies nicht möglich ist. Weiß ich es wirklich? Wie kann ich das wissen und behaupten? Nur weil ich diesbezüglich bisher kein Glück hatte? Bei Lilka, meiner Freundin von damals, habe ich schon eher die Chance, verstanden zu werden. Warum soll ich mich nicht öffnen?

Die Patientin sitzt still und wartet geduldig auf die Antwort der Ärztin. Sie spürt, wie sich ihr Hals zuschnürt und sich ihre Augen mit Tränen füllen. Sie ahnt bereits, wer Margot ist, vermag es aber kaum zu fassen.

Margot schweigt eigentlich viel zu lange. Doch sie

braucht Zeit, denn sie muß innerlich eine lange Brükke überschreiten, die Brücke von ihrem heutigen, ruhigen Leben in Sydney zurück ins Warschau der Vorkriegszeit. Will ich das, fragt sie sich, will ich Lilkas Geschichte hören und ihr meine erzählen? Will ich all die unterdrückten Gefühle der Demütigung, Einsamkeit und Empörung sprechen lassen und meine wohlorganisierte Ruhe damit gefährden?

Die Antwort ist ihr im Grunde genommen klar: Sie will reden und kann diese Begegnung verkraften. Und nun, da sie sich dies eingesteht, fragt sie zaghaft: »Aber Sie sind doch nicht etwa Lilka Gold aus der Dlugastraße?«

»Doch«, sagt die heutige Frau Rogers, »und du, bist du nicht die Marysia Fenner aus der Orlastraße?«

Schon durch die Nennung der Namen, die Margot 1942 lernen mußte zu vergessen, hat Lilka die Distanz aufgehoben, die zwischen der australischen Ärztin und der amerikanischen Patientin lag. Als sie sich umarmen, fühlen sich beide plötzlich in die Schulzeit zurückversetzt, die Zeit, bevor sie gezwungen waren, ihr Gedächtnis zu manipulieren und sich damit von sich selbst zu entfremden.

Es stellt sich nämlich heraus, daß auch Lilka sich als Arierin ausgegeben hat, daß sie wie Margot die Eltern und Geschwister zu retten versucht hat und ihr das teilweise gelungen ist. Margot lädt sie auf den Abend zu sich nach Hause ein. Dort sitzen die ehemaligen Schulfreundinnen dann im Wohnzimmer und reden ununterbrochen fast bis zum nächsten Morgen. Beide wollen erzählen, doch beide wollen auch wissen, was die andere erlebt hat. Diese Erfahrung der Gegenseitigkeit erlebt Margot als Geschenk.

Nach der Emigration 1946 hat sie sich schnell daran gewöhnt, daß niemand an Einzelschicksalen in Polen interessiert war. Man sprach zwar über die Lager, aber niemand vermochte so viel Leid aufs Mal zu fassen. Und sie selbst glaubte, daß sie, verglichen mit den Leuten in den Konzentrationslagern, fast ungeschoren davongekommen sei. So lernte Margot schnell, über ihre Vergangenheit zu schweigen. Dafür lernte sie, den anderen zuzuhören. Ihr Mann, ein gebürtiger Australier, ist ein freundlicher Mensch, aber kein besonders guter Zuhörer. Er will gleichfalls nicht an seine Kindheit und Jugend erinnert werden, er fürchtet wohl seine eigene Geschichte. So hat sich Margots Schweigen im Laufe der Jahre vertieft. Doch mit zunehmendem Alter wuchs in ihr die Sehnsucht nach einem Menschen, der es ihr ermöglichen würde, dieses Schweigen zu brechen, der endlich wissen will, was sie durchgemacht hat, und der dies auch aushalten würde, weil ihm vielleicht Ähnliches widerfahren war. Nun geschieht dies mit Lilka wie von allein, ohne Anstrengung, ohne intensives Suchen. Ihre Freundin sitzt hier, in ihrem Wohnzimmer, und sie reden polnisch. Nach so vielen Jahren.

Es beginnt harmlos: »Weißt du noch, wie wir den Geographielehrer beschwindelt und den Unterricht geschwänzt haben, um durch die Straßen zu bummeln? Erinnerst du dich noch an den herrlichen Geruch vor der Konditorei Blickle am Nowy Swiat? Ich rieche die ›Berliner‹ immer noch, wenn ich mir diese

Hauptstraße vorstelle. Und denkst du noch an unsere verbotenen Spaziergänge, an die Panskastraße, wo wir mit Neugier, Faszination und Angst die Prostituierten beobachtet haben?«

Dann jedoch fällt – wie aus heiterem Himmel – die im Grunde unausweichliche Frage, welche die beiden in eine andere, noch immer gefürchtete Welt zurückversetzt, die Welt des grenzenlosen Leidens von Millionen: »Wo warst du eigentlich bei Kriegsausbruch?« fragt Margot, und Lilka fängt an zu erzählen.

»Den Ausbruch des Krieges habe ich in Radomsko, in einem Mietshaus der Großeltern väterlicherseits, erlebt. Hinter dem Haus befand sich ein weitläufiger Obstgarten. Dort verbrachte ich viel Zeit allein, ich las unter den Bäumen und machte meine Schulaufgaben im Gartenhäuschen. Am 1. September 1939, als der Krieg ausbrach, haben wir schnell einen Graben ausgehoben und darin den ersten Kriegstag verbracht. Dieser Graben sollte unsere Familie vor Schrapnellsplittern schützen. Am nächsten Tag kamen bereits die ersten Flüchtlinge von der Westgrenze, und wir taten das gleiche wie sie: Wir nahmen, was uns gerade in die Hände kam, und flüchteten aufs Land, um uns vor den Deutschen, vor den Bomben – eigentlich wußten wir nicht einmal genau, wovor – in Sicherheit zu bringen.

Alles geschah planlos, in einer unvorstellbaren Panik. Meine jüngste Tante väterlicherseits hatte vermögende Freunde, die sie mit Mann und Tochter im Auto Richtung Osten mitnahmen. Für uns gab es nur einen Platz im Strom der Flüchtlinge, die zu Fuß Richtung

Warschau liefen, mit Heiligenbildern, Federdecken, Pfannen oder anderen hastig aufgerafften Gegenständen im Gepäck. Unterwegs mußten wir uns oft auf den Boden werfen, weil die deutschen Piloten tief flogen und auf die Zivilbevölkerung schossen. Sie erzeugten Panik und Chaos. Die meisten Menschen begriffen schnell, daß Flucht sinnlos war. Sie kehrten noch am selben Tag um und erwarteten den Einmarsch der Deutschen zu Hause. Nur wir nicht, wir handelten weiterhin kopflos. Es gelang uns, die Großeltern Freunden anzuvertrauen, wir selbst liefen weiter Richtung Warschau. Meistens gingen wir zu Fuß, nur manchmal wurden wir von einem Fuhrwerk ein Stück mitgenommen, oder wir fuhren in einer kleinen regionalen Bahn.

Wir wollten Hitlers Schergen nicht in die Hände fallen, aber letztlich war das, was wir wählten, noch schlimmer als die deutsche Besatzung, zumindest in der ersten Zeit. Das wußten wir aber nicht. Wir nahmen an, daß Warschau Widerstand leisten würde.

Die Nächte unterwegs, im Freien, habe ich noch in lebhafter Erinnerung. Der Sonnenaufgang erfüllte mich jedesmal mit der Hoffnung, irgendwie vielleicht doch Erbarmen zu finden. Wir schliefen auf der Erde, meist nur kurz, weil die Zeit drängte. Der Flüchtlingsstrom schwoll täglich weiter an. Nach einer Woche erreichten wir endlich Warschau und fanden bei meinen Tanten an der Orlastraße Unterkunft. Fast gleichzeitig traf das große deutsche Heer ein, das die Hauptstadt vier Wochen lang belagert hat. In dieser schrecklichen Zeit litten wir unter fast ununterbrochenen

Bombardierungen. Wir hatten kaum etwas zu essen, verließen den Schutzkeller nur selten. Das kennst du sicher, du warst damals ja auch in Warschau. Als die Deutschen Warschau schließlich erobert hatten, kehrten wir in einem Viehwagen nach Radomsko zurück, wo alle anderen Leute die erste Kriegszeit in relativer Ruhe – ohne Bomben und Hunger – durchlebt hatten. Unsere große Anstrengung hatte nichts als Strapazen gebracht. Ich weiß nicht, was uns getrieben hat, vielleicht die Angst meiner Mutter und mein Wunsch, zu den beiden jüngsten Tanten in Warschau zu gelangen, an denen ich hing. Mein Vater verhielt sich eher passiv.«

»Ich kann mich an deinen Vater gar nicht erinnern«, sagt Margot. »Deine Mutter habe ich gekannt, du hast mir auch viel von ihr erzählt. Von deinem Vater weiß ich nur, daß du sehr an ihm gehangen hast, ein Bild kann ich mir von ihm aber nicht machen.«

»Das ist es ja, Margot! Ich habe ihn noch fünfzig Jahre nach seinem Tod geliebt, ohne wirklich zu wissen, wie er war. Ich idealisierte ihn als Opfer des Holocaust und wagte nicht zu sehen, daß ich als Kind seinetwegen gelitten hatte. In der Geschichte meiner ersten Liebe spiegeln sich schon die tragischen Erfahrungen mit meinem Vater.«

»Willst du mir davon erzählen? Du hast Warschau 1938 verlassen, damals waren wir vierzehn, und danach habe ich nichts mehr von dir gehört.«

»Den letzten Sommer vor dem Krieg«, erzählte Lilka, »habe ich bei einer Cousine auf dem Land verbracht. Am Abend vor meiner Abreise habe ich einen fünfzehnjährigen Jungen, Janek, kennengelernt und mich in ihn verliebt. Ich sehe ihn noch vor mir: groß, mit schwarzem Haar, hellgrauen Augen und einer warmen, heiteren, fast lachenden Stimme. Heute noch erinnere ich mich an diese Stimme. Wir gingen lange durch die Felder, er hatte seinen Arm um meine Schultern gelegt und erzählte von sich, ich weiß nicht mehr, was. Es gab keine Liebesbezeugungen, gar nichts, da war nur ein Glücksgefühl, das ich nie vergessen habe. Er wohnte in Poznan, und wir schrieben uns Briefe, sehr zurückhaltende, über Literatur und Politik. Das klingt seltsam, wenn man an unser damaliges Alter denkt. Aber offenbar benutzte ich den Intellekt als Schutz vor den starken Gefühlen, die ich nicht auszudrücken wagte, denen ich nicht vertraute. Ich hatte keine Erfahrung im Umgang mit meinen Gefühlen. Dabei war ich so verliebt, daß ich an nichts anderes mehr denken konnte.

Als meine Klassenlehrerin eines Tages einen Ausflug nach Poznan ankündigte, war ich im siebten Himmel. Ich kann mich noch erinnern, wie ich mit meinem Vater darüber sprach und ihm zu sagen versuchte, ich sei verliebt und würde die fünf Sloty für die Reise unbedingt brauchen. Das ist die einzige Unterhaltung mit meinem Vater, an die ich mich erinnere. Lange Zeit hielt ich es für ein gutes Gespräch, in dem er mir väterliches Interesse entgegengebracht hat. Erst viel später merkte ich, wie stark er mich damit belastet hatte. Das Geld gab er mir zwar, und ich durfte die Reise machen, doch er sagte, ich solle mir keine Illusionen machen, Liebe und Leben seien zweierlei. Man heirate nicht aus Liebe. Diese Botschaft muß eine starke Wirkung auf mich ausgeübt haben, obwohl daraus nur die persönliche Erfahrung meines Vaters sprach, der seine Jugendliebe nicht hatte heiraten dürfen. Diese seine Ansicht setzte sich jedenfalls in mir fest – meinen ersten Mann habe ich eigentlich ohne Liebe geheiratet, eher aus Sehnsucht nach Liebe.

Janek kam 1940 nach Radomsko und blieb dort bis 1942. Er schrieb mir unzählige Briefe, in denen er mir seine Liebe beteuerte, aber alles war sehr literarisch und intellektuell. In der ganzen Zeit kam es zwischen uns zu keinerlei körperlichen Annäherungen. Ich meinte, er – in seiner intellektuellen Art – sei an Zärtlichkeiten nicht interessiert. Doch das war anscheinend gar nicht der Fall. Viel später erzählte er mir, daß er sexuelle Beziehungen zu anderen Frauen unterhalten habe; und das zur selben Zeit, als er Liebesgedichte an mich schrieb, ohne mich je intim zu berühren. Warum er seine sinnlichen und sexuellen Bedürfnisse vor mir verbarg und inwiefern ich dazu beigetragen habe, weiß ich nicht. Er hat es mir nie gesagt.

Ich sehnte mich jedenfalls nach Berührungen. Das hat mich später in die Arme eines viel älteren Lehrers getrieben, der mir imponierte und meine Sehnsucht nach Zärtlichkeit und geistigem Austausch zu beantworten schien. Doch bald mußte ich erkennen, daß ich mich nur meinen Phantasien und Illusionen hingegeben hatte, denn er war nie offen mit mir. Trotzdem verdanke ich ihm viel. Er war im Gegensatz zu Janek kein Jude, aber wurde als Widerstandskämpfer von der Gestapo gesucht, so daß er aus Radomsko nach Warschau floh, noch bevor die Deportationen begannen. Später half er mir, in Warschau ein Zimmer zu finden und – über seine Beziehungen zum Untergrund – falsche Papiere für meine Familie und Janek zu besorgen.«

»Wie bist du überhaupt nach Warschau gelangt?«

»Ich habe meine arische Schulkameradin Wanda um Hilfe gebeten, und sie besaß den Mut und die Güte, mir ihren Ausweis für einige Tage zu leihen. Den Eltern sagte ich nichts, weil sie mich zurückgehalten hätten. Sie glaubten nicht an die unausweichliche Gefahr, ich schon. Mit Wandas Paß in der Tasche reiste ich im Zug nach Warschau. Da sah ich bereits auf dem Weg vom Bahnhof zu meiner Unterkunft, wie jüdische Familien mit kleinen Bündeln in den Armen irgendwohin getrieben wurden. Mein Herz zog sich vor Empörung zusammen, aber ich durfte mir nichts anmerken lassen. Also tat ich, als ginge mich das Schicksal der Gejagten nichts an. Ich täuschte Gleichgültigkeit vor, um den anderen Polen zu gleichen, auf deren Gesichtern sich keinerlei Empörung abzeichnete.

Du weißt ja, diese Barbarei mitten auf den Straßen Warschaus wurde von einem Großteil der polnischen Bevölkerung stillschweigend hingenommen, als handle es sich um etwas völlig Normales. Meine Gefühle hatten folglich zu schweigen, ich habe sie an diesem Oktobertag 1942 für lange Zeit verbannt. Doch irgendwie müssen sie sich in mir eingenistet und mich schließlich gezwungen haben, sie wahrzunehmen und die Wahrheit zu erkennen. Denn als ich dreißig Jahre später in einer meiner Therapien zu malen begann, waren es diese von Soldaten durch die Straßen gejagten und entwürdigten Menschen, die ich zuerst zu Papier bringen mußte.

An dem besagten sonnigen Oktobernachmittag spielte ich meine Rolle allerdings beinahe perfekt. Ich begab mich zu der Vermieterin, bei welcher der Lehrer ein Zimmer reserviert hatte, und gab vor, bei meinen Eltern in der Provinz gelebt zu haben und nun in Warschau studieren zu wollen. Die freundliche Vermieterin glaubte mir das ohne weiteres, teilweise stimmte es ja auch. Später, nachdem ich Kontakte zum Untergrund und zur geheimen Universität geknüpft hatte, konnte ich mir eine eigene Identitätskarte organisieren und Wanda ihren Ausweis zurücksenden. Auch für Janek, meine Schwester, meine Eltern, einen Onkel und eine Tante ließ ich solch gefälschte Papiere herstellen. Janek trägt noch heute den Familiennamen, den ich mir damals für ihn ausgedacht habe. Das ist das einzige, was uns noch verbindet.«

»Habt ihr in Warschau zusammengelebt?«

»In Warschau habe ich Janek nur selten gesehen. Jeder versuchte, sich auf seine Art durchzuschlagen. Wir trafen uns in jenen Jahren nur ein paarmal und erzählten einander von dem Schrecken, dem wir uns gegenübersahen. 1944, als der polnische Aufstand ausbrach, trafen wir uns einmal zufällig. Er war Unteroffizier in der aufständischen polnischen Armee und in der Nähe des Hauses stationiert, in dem ich wohnte. Damals verbrachten wir die erste Nacht zusammen. Das war für mich – mitten im totalen Chaos – ein überwältigendes Glückserlebnis, das eine bessere Zukunft zu verheißen schien. Es schien mir wie eine Rückkehr zu mir selbst, zu meiner ersten Liebe, der ich durch die kurze Beziehung mit dem Lehrer untreu geworden war. Wir waren nach dem geglückten militärischen Befreiungsschlag euphorisch, wie alle um uns herum. Dieses Gefühl dauerte allerdings nicht an, denn schon am nächsten Tag mußte Janek mit seinen Soldaten wieder in den Kampf ziehen. Am selben Tag wurden meine Schwester und ich bei einem Bombenangriff im Keller des Nachbarhauses verschüttet. Wir sahen aus wie in Mehl getaucht, aber wir waren zumindest nicht verwundet.

Das war im August 1944. Danach riß der Kontakt zu Janek ab. Doch die Hoffnung, daß ich ihn wiederträfe, hielt mich lebendig und aktiv. Kaum bewegte sich die Front im Januar 1945, saß ich auch schon in einem Lastwagen, um Janek zu suchen. Die Spuren führten in das polnische Gebirge. Dort kam ich nach einigen Tagen per Anhalter völlig erschöpft und mit Löchern in den Schuhen an. Es war kalt, die Gegend verschneit. Damals wußte ich nicht, daß eine solche Reise mit der Gefahr verbunden war, vergewaltigt zu werden. Mir ist aber nichts geschehen, die russischen Fahrer waren freundlich und nahmen mich bereitwillig mit.

Das Schlimmste war die Begegnung mit Janek. Er war so weit weg von mir. Den Grund kannte ich nicht, aber er erschien mir innerlich erstarrt und fremd. Meine Sehnsucht kam mir plötzlich völlig unangebracht vor. Später erfuhr ich, daß er inzwischen eine andere Freundin hatte. Doch das verschwieg er mir zu jenem

Zeitpunkt. Wir beschlossen sogar, in Poznan zusammenzuleben. Was meine Seele nicht wissen wollte, hat sich mein Körper gut gemerkt. Es war nämlich auf dem Weg nach Poznan, auf einem Viehwagen, als ich die ersten schmerzhaften Anzeichen einer Polyarthritis spürte. Mein Körper ahnte bereits, daß ich mich belog, aber mein Geist wollte es nicht wahrhaben. Janek und ich wohnten dann zusammen, einige Wochen lang, bis ich ins Krankenhaus kam.

Am 8. Mai, als die Kirchenglocken das Kriegsende verkündeten, lag ich mit hohem Fieber und einer schweren Polyarthritis im Krankenhaus. Trotz der Schmerzen in den Gelenken war ich glücklich, weil die Menschenjagd endlich ein Ende hatte. Heute glaube ich, daß die Krankheit all die seelischen Schmerzen zum Ausdruck gebracht hat, die ich während der Kriegszeit in mich hineingefressen hatte, aber auch die Wahrheit über meine persönliche Situation, die ich stets verleugnet hatte. Das verstand damals niemand, auch ich nicht. So ließ ich mir die Mandeln entfernen und gesunde Zähne ziehen, weil diese angeblich für meine Infektion verantwortlich waren. Doch die Krankheitssymptome blieben.

Erst als meine Mutter mir im Krankenhaus die Wahrheit über Janek erzählte, flachten die Gelenkschmerzen ab. Sie sagte, Janek werde heiraten, eine Frau, von deren Existenz ich bis dahin nicht einmal gewußt hatte. Es tat weh, aber die Wirkung der Wahrheit war spektakulär. Es war, als ob sich der Nebel legte, als ob ich endlich frische Luft zum Atmen erhielte, um daran zu gesunden. Denn solange ich mich belogen hatte und die Signale ignorierte, hatte ich meinem Körper Gewalt angetan. Das hatte sich in den schweren Gelenkschmerzen geäußert.

Etwa dreißig Jahre nach dem Krieg bin ich Janek in New York wieder begegnet. Seine erste Frau war an Krebs gestorben, und seine zweite Frau litt an derselben Krankheit. Jetzt erst, als Erwachsene, erkannte ich seinen Hang zum Lavieren. Bei dieser Begegnung wurde mir klar, daß wir nie eine offene Beziehung hätten führen können. Doch ohne Offenheit kann ich mir keine Liebe vorstellen. Denn was ist sie anderes, als die Bereitschaft, sich zu öffnen, sich so zu zeigen, wie man ist, aber auch den anderen so zu nehmen, zu verstehen und zu mögen, wie er ist, ohne ihn verändern zu wollen?

Meine Verliebtheit gehörte der Vergangenheit, meiner Jugend an, in der meine Abwehr gegenüber Gefühlen und die Überschätzung des Intellekts meine Wahl bestimmt hatten. Mit der Zeit habe ich auch realisiert, daß meine Bindung an Janek vor allem mit dem Klang seiner Stimme zusammenhing. Sobald ich mit ihm korrespondierte und auf das geschriebene Wort angewiesen war, fiel mein Urteil nüchterner aus.

Janek war fast immer nett, hilfsbereit und charmant. Er gab sich große Mühe, es allen recht zu machen, wollte gefallen und bewundert werden, was ihm größtenteils auch gelang. Die Sucht nach intellektueller und moralischer Anerkennung ließ ihm jedoch wenig Platz für ein echtes Gefühlsleben. In den wenigen Tagen in New York erkannte ich endlich, daß wir uns auch geistig nie so gut verstanden, wie ich angenommen hatte, nur weil ich daran hatte glauben wollen.«

»Es sieht aus, als hättest du nach den Jahren der falschen Identität, als du Janek in ganz Polen verzweifelt gesucht hast, in ihm eigentlich dich selbst gesucht. Du hast wiederholt gesagt, daß du dich belogen hast. Aber wie hättest du die Wahrheit herausfinden sollen, wenn er selbst sie dir verschwieg? Du wärst sicher nicht im Viehwagen nach Poznan gefahren, um mit ihm eine Existenz aufzubauen, wenn du gewußt hättest, daß er eine andere heiraten wollte. Warum sagst du nicht, daß du belogen worden bist?«

»Weil es für mich nicht so einfach war, wie du meinst. Ich sagte mir: Er wollte nicht lügen, er brachte den Mut einfach nicht auf, mir die Wahrheit zu sagen. Und diese Haltung war mir von meinem Vater her nur allzu vertraut. Ich habe keine Ahnung, warum Janek den Mut nicht besaß. Ich kann nicht einmal Spekulationen darüber anstellen, denn auch über seine Familie hat er mir kaum etwas erzählt. Ich kannte ihn eigentlich überhaupt nicht.«

»Du hast also einen Mann geliebt, den du gar nicht kanntest?«

»Ja. Ich liebte einen Mann, der sich mir nie zu erkennen gab und der so sehr mit sich selbst beschäftigt war, daß er mich gar nicht wirklich wahrnahm. Eine Neuauflage meiner Kindheitsgeschichte. Wir beide liebten im anderen nur ein Phantom, wobei die Bindung an dieses Phantom bei mir länger anhielt als bei ihm. Wohl weil bereits die Beziehung zu meinem Vater auf Illusionen beruht hatte. Ich wollte, daß er mich liebte, und so glaubte ich daran. Ich wollte nicht wahrhaben, daß mein Vater mir immer auswich, nie für mich da war, daß er mich nie beschützte und daß ihm mein Schicksal im Grunde gleichgültig war. Hätte ich das in meiner Jugend schon gewußt, wäre ich auch bei Janek wacher gewesen. Zumal mich mein Körper deutlich warnte. Janek ist nicht verantwortlich dafür, daß ich als Kind gelernt habe, mir ständig etwas vorzumachen. Die Erinnerung an Janek war für mich lange wichtig, weil sie die noch unversehrte Welt vor dem Krieg und ein Stück gemeinsamer Geschichte während des Krieges repräsentierte.

Gewisse schöne Erlebnisse tragen uns durchs Leben, geben uns Kraft und bilden einen Quell der Hoffnung. So hat ein Erlebnis aus der Ghettozeit in Radomsko mich mit Janek verbunden: Es war uns unter Todesstrafe verboten, die Stadt zu verlassen. Trotzdem wanderten wir an einem herrlichen Sommertag 1942 aufs Land und an die Warta. In den Bauerngärten am Weg blühten Blumen, Zinnien und Malven. Alles war friedlich und normal, als ginge das Leben weiter wie bisher. Dabei stand das Ende vor der Tür, wir wußten schon von den Deportationen. Der Ausflug besaß für mich eine starke symbolische Bedeutung und half mir, weiterhin nicht nur auf ein Überleben, sondern auch auf ein glückliches Leben zu hoffen.

Diese Hoffnung gab mir die nötige Kraft. Darum hing ich ihr noch nach, als ich schon spürte, daß sie eine Illusion war. Den Verlust der Illusion konnte ich mir damals nicht leisten, noch nicht. So wurde ich krank. Dreißig Jahre später erst besaß ich genug Kraft und Lebenserfahrung, um nüchterner zu sein. Doch mit einundzwanzig Jahren, vom Krieg erschöpft, war ich immer noch das Mädchen, das für alle Verständnis haben wollte, den eigenen Schmerz aber ignorierte. Daher mußte er sich im Körper Ausdruck verschaffen.«

»Du sagst, daß du die Wahrheit über Janek schneller zugelassen hättest, wenn du nicht als Kind gelernt hättest, fraglos hinzunehmen, daß dein Vater dir immer ausgewichen war. Denkst du dabei an konkrete Erlebnisse mit ihm?«

»Ich habe, wie gesagt, nur wenig Erinnerungen an ihn. Rückblickend habe ich aber das Gefühl, daß sich mein Vater stets vor mir versteckte, als ob er etwas zu verbergen suchte. Wenn der Krieg, der Holocaust, der Kampf ums Überleben nicht gewesen wären, hätte ich vielleicht mit Hilfe einer Therapie schneller den Charakter meines Vaters entdeckt und mir dadurch später viele falsche Entscheidungen erspart. Die Geschichte mit Janek war letztlich nur einer von vielen vergeblichen Versuchen, der Wahrheit auszuweichen, um die Illusion der Liebe zu retten. Da meine Sehnsucht nach Liebe in der Kindheit mit Illusionen genährt worden war, war ich so lange an diese gebunden.

Was wir aus unserem Leben erinnern oder zu erinnern meinen, ist trügerisch, weil es häufig an Emotionen, Wünsche und Überlebensstrategien gebunden ist. Insofern schaffen wir uns Illusionen, um besser mit unserem Schicksal fertig zu werden. Solange wir weder uns noch andere damit schädigen, ist nichts dagegen einzuwenden. Es steht uns ja auch in jedem Augenblick frei, uns von unseren eigenen Legenden zu lösen und ein neues Stück Realität zu erkennen. Doch ich habe lange und viel für meine Vaterlegende bezahlt.«

»Und wie ist es dir nach dem Krieg in Amerika ergangen?«

»Ein Onkel, der in Boston lebte, hatte mir ein Visum besorgt. So kam ich nach Boston und begann, Psychologie zu studieren. Ich befand mich plötzlich in einem wunderbaren Land. Wäre ich zuvor irgendwo verwurzelt gewesen, hätte es für mich Gestrandete ein Paradies sein können. Ich aber brachte meine Einsamkeit und Isolation mit nach Amerika. Alle waren freundlich zu mir, doch ich fühlte mich wie eine Fremde, die sich zufällig hierher verirrt hatte. Mir schien, niemand habe hier eine Ahnung davon, was wir in Polen alles durchgemacht hatten, und im Grunde genommen wollte es auch niemand genau wissen. Auch nicht die amerikanischen Juden. In ihren Augen las ich die Bitte, ich solle sie möglichst verschonen, und ich schwieg, weil ich gut erzogen war und niemanden in seinem Frieden stören wollte. So kam es, daß ich Wiktor heiratete, einen polnischen Studenten, der mit einem Stipendium nach Boston gekommen und dort geblieben ist. Er war mir im Grunde fremd, doch in diesem fremden Land war er der einzige, der als Pole wenigstens annähernd eine Vorstellung davon hatte, was wir durchgemacht hatten. Und das war damals wichtig für mich. Er war kein Jude, doch die deutsche Besatzung hatte er miterlebt, und meine Geschichte war ihm bekannt.«

»Das kann ich gut verstehen«, meint Margot. »Was

deine Kriegserlebnisse betraf, war er für dich immerhin ein Zeitzeuge, wie du ihn dringend brauchtest. Außerdem konntet ihr zusammen polnisch sprechen.«

»Zumindest am Anfang«, sagt Lilka traurig. »Später sprachen wir englisch, damit unsere Tochter, der wir Polnisch leider nie richtig beigebracht hatten, uns verstand. Mit Wiktor teilte ich viele meiner damaligen Ansichten über die amerikanische Gesellschaft, auch konnte ich mit ihm über meine Abneigung gegen das kommunistische Regime in Polen sprechen, im Wissen, daß er darin mit mir übereinstimmte. All diese Gemeinsamkeiten täuschten mich über die gewaltigen charakterlichen Unterschiede hinweg. Ich wußte ja selber noch nicht, wer ich war und was ich brauchte und daß es möglich ist, ohne riesige Anstrengungen in einer Beziehung zu leben. Ich hatte zu keiner Zeit ein Vorbild, an dem ich mich hätte orientieren können. Durch das ständige Bemühen während des Zweiten Weltkriegs, meine Identität zu vergessen, waren meine Gefühle gewissermaßen erstarrt. Das verstärkte sich noch durch die Enttäuschung mit Janek, die ich nicht in vollem Ausmaß zu fühlen wagte. Ich war wie versteinert, wie gelähmt.«

»Meinst du«, fragt Margot, »daß du wegen der Versteinerung so lange nicht gemerkt hast, wie wenig die Ehe mit Wiktor für euch beide funktionierte?«

»Das war nur einer der Gründe, Margot. Es hat sich dasselbe wie mit Janek wiederholt. Ich gab mich so lange Illusionen hin, weil ich die Sehnsucht nach einer sinnvollen Beziehung nicht aufgeben wollte, aber damals unfähig war, eine solche Beziehung zu leben. Dieser Wunsch war so stark, daß ich immer wieder versuchte, das Unmögliche möglich zu machen. In klarsichtigen Momenten dachte ich natürlich an eine Trennung. Nach sechs Jahren war ich endlich dazu entschlossen, da wurde ich schwanger. Nach der anschließenden Psychoanalyse verspürte ich eine Weile lang eine gewisse Nähe zu Wiktor, eine Öffnung, doch die verflüchtigte sich nach wenigen Wochen, und alles wurde wieder wie zuvor. Qual, verursacht durch Wortlosigkeit. Schließlich ließen wir uns scheiden. Seit einigen Jahren bin ich nun mit einem jüdischen Partner verheiratet. Auch in dieser Beziehung hat es Konflikte gegeben, aber wir konnten darüber sprechen. Mein Leben empfinde ich heute als viel leichter, mit früher nicht zu vergleichen. Daß ich diese Fremdheit so lange ausgehalten habe, kann ich kaum fassen. Jetzt habe ich dir so viel von mir erzählt. Wie hast du die Jahre 1940 bis 1945 erlebt? Du warst ja auch in Warschau.«

»Ja, zuerst mit meinen Eltern im Ghetto. Dort besorgte mir mein Vater über einen ehemaligen Geschäftspartner eine gefälschte Identitätskarte. Damit rettete er mein Leben, kurz danach wurde er deportiert … Meine Mutter blieb im Ghetto und durfte eine Zeitlang in einer Fabrik arbeiten, bis ich sie zusammen mit meiner Schwester herausholte. Rückblickend sehe ich mich in ständigem Kampf mit Erpressern. Wie du habe ich mühelos ein Zimmer gefunden, weil ich die gut gefälschte Identitätskarte besaß. Sobald ich die einigermaßen sichere Bleibe hatte, suchte und fand ich auf dem Land eine Klosterschule für meine Schwester. Die Nonnen errieten die Wahrheit über ihre Identität zwar schon am ersten Tag, kümmerten sich aber liebevoll um sie. Meine Schwester wurde dort getauft. Daß es mir ohne Beziehung gelang, sie dort unterzubringen, war ein Riesenglück. Meine Chance bestand darin, daß ich bereits 1942 einen Platz suchte, also bevor alle Ghettos liquidiert wurden. Von da an suchten viele Juden unter einer falschen Identität Zuflucht. Um eine zu finden, mußte man, wie du weißt, schon sehr gute Beziehungen besitzen oder sehr viel Geld.

Daß es sich bei den Deportationen um harmlose ›Arbeitslager‹ handelte, glaubte ich nicht. Aus allem, was ich sah, war mir klar, daß ein Vernichtungsplan verfolgt wurde. Deshalb handelte ich, als viele noch auf ein Wunder hofften. Niemand in meiner Umgebung, auch nicht mein Vater, wollte das sehen, was die Nazis unverhüllt demonstrierten und was ja schon aus Hitlers *Mein Kampf* abzulesen war. Man klammerte sich an die Worte der Propaganda, die ja ausdrücklich dazu bestimmt waren, die Menschen bis zum letzten Moment zu täuschen.«

»Woher hast du die Energie genommen, deine Mutter und Schwester durchzubringen?«

»In diesen Jahren in Warschau war ich ganz auf meine Intuition angewiesen, so daß ich mich meinen Einfällen überlassen und meine Kreativität ausprobieren konnte. Das verlieh mir vielleicht Selbstvertrauen und Kraft. Jede neue Situation erforderte Erfindungsgabe. Es gab keine vorgegebenen Antworten auf die Frage, wie man in einer solchen Situation überleben kann. Ich habe im Untergrundgymnasium Deutsch unterrichtet und so einigermaßen genug zum Überleben verdient. Doch für das ›nackte Leben‹ brauchte man als Jüdin mit falschen Papieren mehr als nur das Geld für die Miete und das Essen. Man mußte die Umgebung gut beobachten und wach bleiben. Wie gejagtes Wild, das überleben will. Auf Schritt und Tritt lief man Gefahr, als Jüdin ›enttarnt‹ und dann an die Gestapo ausgeliefert zu werden. Unter Umständen sogar von früheren Bekannten.

Solche Erpresser kamen, wie du weißt, immer wieder und nahmen den Leuten das letzte Hemd ab. Und es war dabei nie auszuschließen, daß sie, um fünfzig Sloty Prämie von der Gestapo zu kassieren, die Juden am Ende doch auslieferten. Diesen ›ehrlichen‹ Lohn für einen legalen Mord ließen sie sich nicht nehmen. Ich wunderte mich, daß manche Juden in ihren Verstecken ausharrten, statt zu fliehen, und daß sie den Versprechungen ihrer Erpresser glaubten, sie würden ungeschoren davonkommen, wenn sie nur noch einmal den verlangten Betrag bezahlten. Ich wunderte mich, daß man jemandem trauen konnte, der seine Skrupellosigkeit immer wieder von neuem unter Beweis gestellt hatte.

Damals wußte ich noch nicht, daß die Verfolgten oft keine andere Wahl hatten. Männern war es unter der deutschen Besatzung praktisch unmöglich, ein neues Zimmer zu finden. Die Vermieter verlangten einen Ausweis der Wohnungskontrolle, den erhielt man erst nach einer körperlichen Untersuchung. Einem beschnittenen Mann war somit der Weg zu einem Zimmerwechsel versperrt. Eine Frau hatte es da leichter, aber auch nicht immer. Sobald sie sich um andere kümmerte, vergrößerte sich ihr Risiko, erkannt zu werden. Das war bei mir der Fall.

Die Erpresser waren bekanntlich raffiniert. Als meine Mutter nach Vaters Deportation untertauchte – mit falschen Papieren unter falschem Namen –, konnte ich sie nicht zu mir nehmen. Die Atmosphäre in Warschau war bereits von Argwohn und Denunziationen vergiftet. Meine Vermieterin hätte beim jüdischen Aussehen meiner Mutter auch die Wahrheit über mich schnell erraten. So habe ich auf ein Inserat für ein Zimmer geantwortet. Zur abgemachten Zeit ging ich mit meiner Mutter hin. Hinter der Vermieterin verbarg sich allerdings eine Erpresserin, damit hatte ich nicht gerechnet. Um ihre Absichten zu tarnen, schob sie Komplizen vor. Die folgten uns auf der Treppe, hielten uns schließlich auf, stellten sich als polnische Kriminalpolizisten vor und drohten, uns zur Gestapo zu bringen. Da hätten sie eine Belohnung für unsere Ergreifung eingestrichen. Das Ganze war ein Versuch aufs Geratewohl. Sie konnten ja nicht von vornherein wissen, ob sie Juden vor sich hatten, doch die Wahrscheinlichkeit war damals sehr groß. Es ist anzunehmen, daß sie mit dieser Methode Dutzenden von Wohnungssuchenden zusetzten und dabei meistens ins Schwarze trafen. Dabei riskierten sie nichts, denn Juden hatten ohnehin keine Rechte.

Im letzten Moment realisierte ich, daß es ihnen um Geld ging. Ich besaß kein Geld, nur einen Ring. Den bot ich ihnen an. Unglücklicherweise hatte ich den

Ring jedoch zu Hause liegenlassen. So begleiteten sie uns zu meinem Zimmer und kannten von da an meine Adresse. Ich mußte nun meiner Vermieterin eine Erklärung dafür geben, weshalb ich hier plötzlich mit einer ›Tante‹ und fremden Männern erschien. Nach wenigen Tagen bereits tauchten andere Männer auf, die wohl von den ersten Erpressern meine Adresse erhalten hatten. Bei ihrer Ankunft entdeckten sie zufällig ein sechzehnjähriges Mädchen, das die Vermieterin gegen hohe Bezahlung seit Wochen in einem Zimmer versteckt hielt. Ich hatte es bis dahin nicht bemerkt.

Sie stellten sich als Mitarbeiter der Gestapo vor, und ich sah mich bereits in der Falle sitzen. Ich besaß keinen Schmuck mehr, wohl oder übel ließen das Mädchen und ich uns zum Gestapogebäude führen. Erst im letzten Moment fiel mir ein, das Mädchen zu fragen, ob es Geld bei sich trage. ›Ja‹, entgegnete sie und fragte ganz naiv, ob ihr das denn helfen könne. Wir halfen uns schließlich gegenseitig, ich ihr, indem ich ihr meine Erfahrungen weitergab, sie mir dadurch, daß sie auch mich freikaufte. Beide kamen wir davon, aber ich mußte mir unverzüglich ein neues Zimmer suchen. Für meine Mutter hatte ich bereits eine vorübergehende Bleibe gefunden.

Die psychische Belastung hielt ich – neben der akuten Lebensgefahr – drei Jahre lang aus. Meine Energie reichte sogar, auch den polnischen Aufstand 1944 in Warschau zu überleben. Danach setzten meine Schwester und ich uns nachts über die Weichsel ab. Auf bereits befreites Gebiet. Meine Schwester hatte die Klosterschule auf dem Lande zuvor schon verlassen.

Wegen einer Gürtelrose war sie in ein Warschauer Krankenhaus eingeliefert worden. Nach Ausbruch des Aufstands holte ich sie zu mir. Es war ein langer Weg hinter den Barrikaden.

Ich kenne niemanden, der sonst noch die Weichsel überquert hat. Vielleicht war es eine einmalige Gelegenheit, in dieser einen Nacht. Vielleicht war es Zufall. Wenn es vielen Menschen gelungen wäre, über die Weichsel zu entkommen, hätte man später davon gehört. Ich habe mich bei Mitstreitern des Warschauer Aufstandes erkundigt, aber auch sie wußten von keinem Zivilisten, der ähnliches erlebt hatte. Doch in einem Buch[8], das ich aus Deutschland kürzlich zugeschickt bekam, fand ich eine Stelle, die sich darauf bezieht. Eine Jüdin, die ebenfalls als Arierin überlebt hat, erzählt darin, daß viele Leute versucht hätten, über die Weichsel zu entkommen. Doch die Boote seien auf dem Fluß beschossen und versenkt worden. Sie selbst wurde am Ufer verwundet und verlor das Bewußtsein.

Lange Zeit hing ich der Hoffnung nach, es gäbe noch andere, die wie wir das Glück hatten, hinüberzukommen. Doch ich bin ihnen nie begegnet. Meine Erinnerungen an die Flucht hätte ich gerne mit jemandem ausgetauscht. Vielleicht hatten es nicht alle so eilig, sich auf diesem Weg zu retten, wie wir. Zu jenem Zeitpunkt wurde gemeinhin angenommen, daß sich die Front in wenigen Tagen verschieben würde. Man dachte, das Ende der Nazis stünde unmittelbar bevor.

8 Rosenberg, Blanca: *Versuch zu überleben*, Jüdischer Verlag, 1994.

Ich ergriff jedenfalls die Flucht, sobald sich mir die erste Gelegenheit dazu bot. Das hat meiner Schwester und mir den Krieg um Monate verkürzt. Denn so lange sollte es bis Kriegsende noch dauern – nicht nur ein paar Tage, wie allgemein angenommen worden war. Der Aufstand in Warschau brach ja am 1. August 1944 aus, als die Sowjets an der Weichsel standen. Alle glaubten zu jenem Zeitpunkt, die Russen würden uns demnächst von der deutschen Besatzung befreien, würden handeln wie die Alliierten in Paris. Doch Stalin beschloß, die Offensive erst im Januar 1945 fortzusetzen. Hat er bewußt Polen ausbluten und Warschau zerstören lassen, wie man sagt? Ich weiß nicht, wie du darüber denkst. In meinen Augen war es von den Führern der rechtsgerichteten Untergrundbewegung, die für den Aufstand verantwortlich waren, geradezu kindisch, die Sowjets, auf deren Hilfe wir zählten, in Flugblättern zu beschimpfen. Es sollte wohl die Illusion genährt werden, Polen könne sich von der deutschen Besatzung allein befreien. Der Aufstandsführung war die Planung eines antikommunistischen Nachkriegs-Polens letztlich wichtiger als das Leben der Menschen.

Es wiederholte sich einmal mehr die alte Geschichte der polnischen Aufstände mit ihrem Mangel an Diplomatie und Realismus. Der Mut des polnischen Volkes und seine Bereitschaft, Freiheit und Würde des Menschen zu verteidigen, sind im Laufe der Geschichte so oft von Regierungen mißbraucht worden, die keine Spur von Weitsicht zeigten. Als wir beide im Gymnasium eifrig patriotische Lieder sangen, dachte ich das natürlich noch nicht. Doch schon während des Aufstands vermochte ich mich nicht mehr mit diesem romantischen Patriotismus zu identifizieren. Bist du auch in das Lager Pruschkow gekommen, als der Aufstand am 2. Oktober 1944 niedergeschlagen wurde und alle Bewohner Warschaus dort hingeschafft wurden?«

»Ja, aber erzähl weiter. Mich interessiert, wie du über die Weichsel auf die befreite Seite gekommen bist.«

»Polnische Soldaten, die in der russischen Armee kämpften, haben in kleinen Booten auf unsere von den Deutschen besetzte Seite übergesetzt, um einen Brückenkopf zu bauen. Ihre Verwundeten legten sie in die Boote, um sie mit zurückzunehmen. Da fragte ich sie, ob wir mitdürften. Die Soldaten meinten, das Risiko wäre groß, weil der Fluß ständig mit Leuchtraketen erhellt und die Boote beschossen würden. Die Entscheidung überließen sie uns. Es war für mich undenkbar, nach neun Wochen der Freiheit wieder unter Naziherrschaft zu leben. Lieber wollte ich alles riskieren. Meine Schwester widersetzte sich nicht, sie überließ mir die Entscheidung. So setzten wir uns in ein Boot und gelangten trotz der Leuchtraketen unversehrt über die Weichsel. Und schon liefen wir vom Flußufer weg, über den Boden, der zu glühen schien, durch ein Gebiet, das unter Schrapnellbeschuß stand. Wir liefen schnell, weil wir glaubten, verfolgt zu werden. Im Hof eines verlassenen Hauses fanden wir schließlich für den Rest der Nacht Zuflucht. Am nächsten Morgen erst entdeckten wir, daß unsere Gesichter schwarz waren von Ruß oder Rauch. Wir liefen weiter, kamen in ein Dorf. Die Bewohner reagierten mit einer solchen Angst auf uns, als habe der Teufel persönlich uns auf die Erde geschickt, ihnen ein Unheil zu verkünden.

Die Leute im Dorf hatten noch keine Ahnung, was sich auf der anderen Seite der Weichsel abspielte. Es war ihnen deshalb nur schwer zu erklären, was mit uns geschehen war. Dennoch ließ uns eine Frau in ihre Wohnung hinein und die Gesichter waschen. So konnten wir weitergehen. In einem Lazarett erhielt ich dann eine Stelle, ich mußte Soldaten mit vereiterten Bauchschüssen betreuen. Ich erinnere mich noch an den Geruch. Aber inzwischen war ich so abgestumpft, daß ich auch das überstand.

Die Hoffnung auf ein baldiges Kriegsende gab mir die Energie, weiterzumachen, mit meiner Schwester nach Lublin zu fahren, sie dort wiederum in einem Kloster unterzubringen und für mich selbst ein Zimmer im Studentenheim zu finden. Meine Schwester war bereits siebzehn, doch wir funktionierten wie automatisch nach dem Kindheitsmuster, in dem mir die Mutterrolle zukam. Nach dem Krieg immatrikulierte ich mich an der Universität Poznan und blieb dort bis Ende 1946.

In Warschau hatte ich erst wie du an der Untergrunduniversität studiert, in geheimen Gruppen. Wir trafen uns mit den Professoren in Studentenwohnungen, ungefähr zehn Personen. Als die Deutschen einmal eine Gruppe Soziologen entdeckten, sollen sie alle Studenten an der Hausmauer erschossen haben. Ob es stimmt, weiß ich nicht, man hat es sich damals so erzählt. Unsere Gruppe hatte danach jedenfalls noch mehr Angst und war noch vorsichtiger. Vom Studium abhalten ließ sich aber niemand. Auch meine polnischen Mitstudenten litten unter der Besatzung und konnten offiziell nicht studieren, dennoch sprachen viele von ihnen verächtlich über Juden. Zu mir waren sie nett, aber nur, weil sie weder wußten noch ahnten, daß ich Jüdin bin. Ich konnte mich niemandem öffnen, mußte ständig auf der Hut sein, um nicht doch noch an die Deutschen ausgeliefert zu werden. Die ständige Vorsicht und Verstellung haben wohl dazu beigetragen, daß ich Polen nach dem Krieg so schnell wie möglich verließ. Ich wollte in einem Land leben, wo ich offen – und ohne mein Leben dabei aufs Spiel zu setzen – sagen konnte, wer ich bin.

In Poznan fand ich zwar endlich gleichaltrige Freunde und konnte auch an leidenschaftlichen politischen Diskussionen teilnehmen. Aber die rasch einsetzende Stalinisierung nach dem Krieg war mir unerträglich: Ich hätte abermals schweigen und mich anpassen müssen. Polen war zur Volksrepublik geworden, und von den Studenten wurde erwartet, daß sie sich den marxistischen Dogmen unterwarfen. Meiner Schwester fiel das weniger schwer, obwohl sie gerade erst als tiefgläubige Katholikin die Klosterschule verlassen hatte. Immerhin konnte sie ihre Gläubigkeit bewahren, sie brauchte nur die katholischen Dogmen durch die marxistisch-leninistischen zu ersetzen. Sie trat in die Partei ein, heiratete einen Kommunisten, der eine hohe Stellung in der Regierung innehatte, und erzählte niemandem, daß sie eine Schwester im Westen hatte. Mich sah sie zwanzig Jahre lang als Verräterin des Vaterlandes an. Mit dem Ende des Kommunismus in Polen hatte sie dann auch keine Probleme.

Mit dieser enormen Anpassungsfähigkeit meiner Schwester hatte ich große Schwierigkeiten. Ich erlebte sie wie ein Chamäleon, wußte nie, wen ich eigentlich vor mir hatte. Jedenfalls war ich froh, nach Australien emigrieren zu können. Eine vermögende Cousine meiner Mutter nahm mich bereitwillig bei sich auf, und ich begann Medizin zu studieren. Daß ich mich in Australien anderen, sublimeren Zwängen des bürgerlichen Lebens aussetzte, merkte ich erst später. Damals schien mir alles besser als Propagandalügen.

Lange Zeit hatte ich kein Bedürfnis, mein Heimatland wiederzusehen. Nur eine Sehnsucht nach der Landschaft spürte ich bisweilen, nach den ruhigen Flüssen, den Kornfeldern und den Malven in den Bauerngärten. Jahrelang pflanzte ich in meinem Garten Malven an, vermutlich um die wohltuende Erinnerung an meine Kindheit wachzuhalten. Mit den ehemaligen Freunden in Warschau würde ich mich gern unterhalten, aber vieles dort wird inzwischen ganz anders sein, als ich es in Erinnerung habe. Meine Mutter ist längst verstorben. Mit meiner Schwester habe ich keinen Kontakt mehr.«

Die gleiche Ambivalenz spürt Lilka: Sehnsucht nach der Landschaft ihrer Kindheit und Angst vor den Erinnerungen ihrer Jugend. Sie schweigen eine Weile in dieser Unentschiedenheit. Beide wollen sie nicht bei diesem Thema bleiben. Margot bricht schließlich das Schweigen:

»Wir haben im Krieg ähnliche Erfahrungen gemacht, und doch ist mein Leben danach weniger problematisch verlaufen als deines, Lilka. Natürlich fühlte ich mich häufig einsam hier in Australien, wo niemand in meiner Umgebung ahnte, was wir polnischen Juden durchgemacht hatten. Trotzdem konnte ich Wurzeln schlagen. Ich überlege gerade, was mir dabei geholfen hat. Zunächst sicher die Freundlichkeit und Ehrlichkeit meines Mannes. Dann hatte ich das Glück, durch mein Medizinstudium einen interessanten Freundeskreis zu finden. Wir diskutierten viel, lasen amerikanische Literatur, und es war mir möglich, eine fortschrittliche Hebamme zu finden und meine Kinder zu Hause zu gebären. Meine Beziehungen zu ihnen waren sehr offen. All das hättest du in den USA doch auch haben können. Aber du scheinst von einem Unglück ins andere geraten zu sein.«

»Es ist wahr«, sagt Lilka. »Trotz ähnlicher Erlebnisse in der Kriegszeit sind unsere Leben völlig anders verlaufen. Ich kann es mir nur mit der Kindheit erklären. Wir sind ja auch ganz anders aufgewachsen. Ich entsinne mich noch der Atmosphäre in deinem Elternhaus. Deine Mutter strahlte viel Wärme aus, und man spürte, daß sie dich liebte und stets unterstützte. Dieses Gefühl kannte ich bei meiner Mutter nie. Ich fühlte mich ständig kritisiert, und später wählte ich einen Mann, bei dem ich mich ähnlich fühlte. Dein Vater besorgte dir eine gefälschte Identitätskarte und gab dir damit einen Freipaß fürs Leben. Daß er sich um Papiere für dich kümmerte, zeigt seine Klugheit und Liebe zu dir, seinem Kind, das er in erster Linie – noch bevor er an sich selbst dachte – schützen wollte. Viele jüdische Eltern haben so gehandelt, als die Deportationen einsetzten, und ihre kleinen Kinder zu Christen gebracht. Aber du warst schon neunzehn, kein kleines Kind mehr. Dein Vater sorgte trotzdem zuerst für dich.

Bei mir war es umgekehrt. Mein Vater war wie ein Kind, wollte die Gefahren nicht sehen und übernahm keine Verantwortung, weder für sich noch für die anderen. Als ich mit neunzehn Jahren beschloß, das Ghetto von Radomsko zu verlassen und nach Warschau zu fliehen, mußte ich doch den Plan im geheimen ausführen. Meine Eltern hätten mich daran gehindert. Nach meinem Fortgang soll mein Vater gesagt haben, seine Tochter habe es eilig gehabt, ihn zu verlassen und sich zu retten. Da liegt der Unterschied zwischen uns. Auch in der Kindheit war mein Leben für meine Eltern kein kostbares Gut, und diese frühe Erfahrung bestimmte mein späteres Leben mit all seinen falschen Entscheidungen.

Schau, Margot, sogar jetzt, in meiner zweiten Ehe, füge ich mich oft unnötig Dingen, die mir zuwider sind, weil ich nicht rechtzeitig bemerke, daß ein Ausweg offenstünde. Ich will's dir an einem Beispiel illustrieren. Ich liebe und achte meinen jetzigen Mann, und er liebt und achtet mich auch. Er versucht nie, mich zu etwas zu zwingen, aber wie in meinem Elternhaus glaube ich mitunter, mich ihm zuliebe zu gewissen Sachen zwingen zu müssen. Dinners mit seinen Geschäftsfreunden beispielsweise mag ich nicht. Er hat akzeptiert, daß ich nicht mitkomme. Aber hier in Sydney habe ich ihn einmal begleitet, um ihm damit eine Freude zu machen. Am nächsten Morgen hatte ich einen roten Hautausschlag. Weil ich ihn zuerst als allergische Reaktion auf ein Nahrungsmittel verstand, meldete ich mich in deiner Praxis an. Doch schon auf dem Weg zu dir ging mir durch den Kopf, der Ausschlag wolle mich daran erinnern, daß ich meinen Gefühlen Gewalt angetan habe. Das Geschäftsessen war nämlich noch mühsamer als ähnliche Abende in Boston. Es wurde ausschließlich über Geldinvestitionen gesprochen. Ich fühlte mich plötzlich allein gelassen und ausgeschlossen, wie so häufig in meiner Kindheit, wenn über Geschäfte gesprochen wurde und ich kein Wort davon verstand.«

»Du hast mit einem Hautausschlag reagiert, und der hat dich immerhin zu mir gebracht. Wir können ihm dafür dankbar sein, findest du nicht?«

»Eigentlich ja, es ist für mich faszinierend zu sehen, wie sich mein Körper jeweils mitteilt, bevor ich meine Gefühle wahrnehme. Schon als Kind war ich häufig krank, auf diese Art versuchte ich, meine Not auszudrücken, aber letztlich wurde ich nur noch mehr gequält, diesmal eben medizinisch. So glaubte ich, nur durch den Tod dem Leiden entrinnen zu können. Eigenartig, jetzt geht mir plötzlich auf, warum Andersens Märchen mit den Zündhölzern mein Lieblingsmärchen war. Das Mädchen wird zwar von der geliebten Großmutter mitgenommen, aber erst, als es bereits tot ist, erst, als all seine Versuche, sich zu wärmen und zu orientieren, gescheitert sind. Wie dieses Mädchen, das seine Zündhölzer in der kalten Nacht eines nach dem anderen anzündet, habe ich versucht zu verstehen, was um mich herum geschah, und versucht, die Wärme der Liebe wenigstens für eine Sekunde zu bekommen, indem ich mich dem Willen meiner Eltern fügte. Das hat mir nur Illusionen gebracht. Bei so wenig Zuneigung, wie ich in meinem Elternhaus erhalten hatte, wußte ich nicht einmal, wie sich Liebe anfühlt. Erst bei meinen Kindern fing ich an, es zu ahnen. Und nun habe ich die Großmutter aus Andersens Märchen in dir gefunden – ohne vorher zu sterben. Das ist ein Fortschritt. Der Ausschlag ist verschwunden, als ich mit dir zu sprechen begann, noch bevor ich auch nur eine der Pillen geschluckt habe, die du mir verschrieben hast. Es ist ein herrliches Gefühl, reden zu können und zu spüren, daß man verstanden wird. Das ist mehr als eine liebe Großmutter zur Weihnachtszeit.«

»Zumal du ja in der jüdischen Tradition ohne Weihnachten aufgewachsen bist«, meint Margot lachend.

»Dafür habe ich das Fest während meiner ersten Ehe zur Genüge gefeiert«, gesteht Lilka, »obwohl mir die guten Kindheitserinnerungen als Hintergrund wahrhaftig fehlten. Selbst an die jüdischen Feste habe ich keine nostalgischen Erinnerungen. Unter den rituellen Zwängen habe ich als Kind eher gelitten. Von diesen Dingen hast du vermutlich keine Ahnung, weil deine Eltern sich assimiliert hatten. Meine waren zwar auch nicht besonders fromm, aber noch stark von ihren Eltern abhängig. Sie wagten es daher nicht, sich den Bräuchen zu widersetzen.«

»Ich bin einmal in Israel gewesen«, sagt Margot, »und habe nach meinen Wurzeln gesucht, sie da aber nicht gefunden. Seltsamerweise hat jetzt unsere Tochter einen israelischen Freund, sie wollen bald heiraten. So findet bei mir jetzt unerwartet eine Art Rückkehr zum Judentum statt. Du warst sicher auch schon in Israel, wie hast du dich dort gefühlt?«

»Das letzte Mal war ich 1978 dort. Ich erinnere mich, daß ich im Taxi zurück zum Flughafen weinte. Am liebsten wäre ich in Jerusalem geblieben, in der Stadt, die ich liebte und in der so viele Menschen ähnliche Erinnerungen hatten wie ich. Auch in anderen Städten bin ich in Israel immer wieder Menschen begegnet, die mir mit ihrem Schicksal nahestanden. Einmal saß ich in einem Hotel am Frühstückstisch, als sich zwei Frauen zu mir setzten, Mutter und Tochter. Wir sprachen über das Bestrafen von Kindern mit Schlägen: Die Tochter sagte, sie würde das aus Erfahrung kennen. Die Mutter fragte erstaunt: ›Haben wir dich jemals geschlagen?‹ ›Nein‹, sagte die Tochter, ›aber die Belgier, bei denen ich während des Krieges versteckt war.‹ ›Und du hast mir das nie erzählt? Das ist ja schrecklich, und ich habe es bis heute nicht gewußt?‹ ›Mama, ich wollte dir nicht weh tun. Wann hätte ich es dir erzählen sollen? Als du ausgehungert und kahlrasiert aus Auschwitz kamst? Ich wollte es vergessen und tat es auch. Erst jetzt, da diese Frau offen darüber sprach ...‹ Da fiel sie der Mutter in die Arme, und beide weinten. Ähnliche Szenen habe ich in israelischen Hotels wiederholt erlebt, und trotz meiner Einsamkeit fühlte ich mich mit diesen Leuten verbunden. Andererseits fühlte ich mich von der Orthodoxie abgestoßen. Ich bezweifle deshalb, ob ich in Israel hätte leben und mich frei fühlen können.

Wäre ich nach Israel ausgewandert, wäre mein Leben sicher anders verlaufen, aber kaum weniger problematisch. Mit manchen Leuten hätte ich vermutlich gute Beziehungen aufgebaut, gemeinsame Erinnerungen mit ihnen geteilt und mich ihnen im Schicksal verbunden gefühlt. Auch die jüdische Musik, die allenthalben zu hören ist, wäre wohltuend für mich gewesen. Heute noch reagiere ich sehr emotional auf die Melodien und Rhythmen der jüdischen Lieder, auf ihre Trauer, ihren Humor, den spezifischen Akzent des Jiddischen, das ich als Kind bei meinen Großeltern gehört, aber nur halb verstanden habe – meine Eltern sprachen polnisch mit uns Kindern. Um so geheimnisvoller empfand ich die jiddischen Lieder. Es ist, als wären die Klänge der Synagogenmusik und die jüdischen Volkslieder in meinem Gedächtnis verankert seit der Geburt oder noch früher. Vermutlich habe ich die Rhythmen bereits als Embryo häufig gehört, als meine Mutter während der Schwangerschaft die Synagoge oder Hochzeiten besuchte. Ich muß gespürt haben, daß sie dabei heiter und angstfrei war, denn beim Klang jüdischer Lieder steigen stets Gefühle von Geborgenheit, Sicherheit und Freude in mir hoch. Erhalten geblieben ist mir auch eine Vorliebe für bestimmte Speisen, die ich als Kind gemocht habe, auch wenn mir die meisten schwer auf dem Magen lagen. Wahrscheinlich zeigte sich schon hier die Ambivalenz von Anziehung und Unverträglichkeit.

Auch wenn manche jüdischen Rituale in meinen Augen gelegentlich Schönheit ausstrahlten, so waren diese in meiner Kindheit doch mit Einschränkungen verbunden, deren Sinn ich nie verstanden habe und die ich als lebensfremd erlebte. Als Jugendliche bereits lehnte ich mich gegen die grausame Beschneidung auf, die ich als traumatisierend für das Neugeborene empfand, die aber allgemein als selbstverständlich angenommen und praktiziert wurde. Die Art, wie sich Juden von der polnischen Umgebung absonderten, behagte mir ebenfalls nicht. In Polen gab es zweifellos eine starke antisemitische Strömung, die konstant war und nicht nur vom Verhalten der Juden abhing, aber ich glaubte, daß sie durch die Lebensweise und die absonderliche Kleidung der Bewohner jüdischer Städtchen noch geschürt wurde. Das weckte in mir Ärger und Abneigung, die ich später, als alle Ghettos in Flammen aufgegangen waren, als Zeichen meines Antisemitismus, meines Selbsthasses, deutete.

Ähnliche Gefühle hatte ich, als ich in den siebziger Jahren das orthodoxe Viertel Jerusalems besuchte. Die Einsamkeit und den Ärger meiner Jugend fand ich dort wieder. Niemand, den ich ansprach, begegnete mir freundlich, alle schienen in mir die ›Fremde‹ zu sehen und mir auszuweichen. Beim Besuch des ›Jerusalemer Museums‹ oder eines Kibbuz sind diese Gefühle nicht aufgetreten, nur in diesem frommen Viertel. Ich war hergekommen, um Erinnerungen – eine mir vertraute Welt – zu suchen, doch ich fühlte mich wie in Kafkas Schloß. Vielleicht fand ich hier trotzdem meine Wahrheit, fand sie in diesem Gefühl der totalen Einsamkeit unter Menschen, die mich nicht zu sehen schienen. Als sei ich durchsichtig. Genauso hatte ich mich als Kind in den Häusern meiner

Großeltern gefühlt, die mit mir kaum gesprochen haben.

Irgendwie sind meine Erinnerungen an die jüdischen Bräuche mit dem Eindruck verknüpft, daß es dabei um Zwänge und Pflichterfüllung, um Tradition und Gehorsam ging, nicht um Kommunikation und Liebe. Das hängt sicher mit der Sprachlosigkeit meines Elternhauses zusammen. Wenn ich nur schon an den Seder denke, als ich sieben Jahre alt war. Du weißt wahrscheinlich noch, daß der Seder der erste Abend des Pessachfestes ist, an dem die Befreiung der Juden von der pharaonischen Knechtschaft gefeiert wird. Dem Brauch nach hat das Kind vier Fragen an den Vater zu stellen. Es stimmte mich feierlich, daß mein Vater an diesem Abend einen weißen Kittel trug und nicht ein schwarzes Gewand wie an anderen Feiertagen. Ich stand nun also da und sollte die hebräischen Fragen stellen, die ich auswendig gelernt hatte. In meiner Vorfreude erwartete ich, daß jemand endlich auf meine Fragen eingehen und mir antworten würde.

Die erste Frage lautete: Worin unterscheidet sich die heutige Nacht von allen anderen Nächten? Darauf folgten Einzelheiten: Warum essen wir das ganze Jahr über beide Sorten Brot, heute aber nur Mazza … Für mich persönlich hieß das: Warum bist du, Vater, heute bereit, mir zuzuhören und meine Fragen zu beantworten, was ist heute anders? Doch es war gar nicht anders. Nachdem ich die Fragen gestellt hatte, war der Zauber verflogen. Niemand dachte auch nur im Traum daran, daß das Kind eine verständliche Erklärung erwartete. Denn die Antwort auf seine vier Fragen war ja im Buch ›Hagada‹ enthalten, das die Geschichte des Auszugs aus Ägypten ausführlich schildert. Dieser Text wurde nun, wie es die Tradition fordert, von den Erwachsenen mehrere Stunden lang in hebräisch vorgelesen. Obwohl ich kein Wort davon verstand, mußte ich brav sitzen bleiben und zuhören.

Heute enthält dieser erste Seder, an den ich mich erinnere, eine wichtige Symbolik für mich. Da habe ich erstmals gespürt, wie aussichtslos meine Bemühungen waren, mit meinen Eltern ins Gespräch zu kommen. Ich sehe mich enttäuscht, mit meinen Fragen allein gelassen, und niemand nimmt meinen Zustand zur Kenntnis. Denn alle waren sie davon überzeugt, meine Fragen zu beantworten, sogar ausführlich, stundenlang. Glaubten sie wirklich, daß ich das wissen wollte? Daß mich der Auszug aus Ägypten in allen Details interessierte? In einer Sprache, die ich nicht verstand? Nein, das konnten sie nicht glauben. Sie handelten einfach so, wie sie es in ihren Elternhäusern gelernt hatten. Seit jeher feierte man den Auszug der Juden aus Ägypten, als sei er gestern gewesen. Und plötzlich war da ein kleines Mädchen, das persönliche Antworten von seinem Vater erwartete. Das war in der Überlieferung nicht vorgesehen. Da ging es um Gott und sein auserwähltes Volk. Den Dialog mit meinem Vater habe ich mein Leben lang vergeblich gesucht. Das Gespräch mußte ich mit mir selbst führen und mir meine Fragen selber beantworten. Meine Einsamkeit im Elternhaus, die in der Erinnerung an meinen ersten Seder zum Ausdruck kommt, ist auch der Grund, weshalb ich mich bei großen gesellschaftlichen

Anlässen wohl nie ›dazugehörig‹ fühle. Das erklärt auch die Heftigkeit meiner allergischen Reaktion auf das an sich harmlose Geschäftsessen gestern hier in Sydney.

Aber zurück zu Israel. Ich denke, daß mich die Toleranz und Nachgiebigkeit gegenüber den Orthodoxen gehindert hätten, mich in diesem Land wohl zu fühlen. Vermutlich hätte ich jedoch immer wieder Menschen getroffen, mit denen ich Gemeinsamkeiten geteilt hätte, wenn nicht dieselbe Lebensanschauung, so zumindest eine verwandte Art, auf Unrecht, Unsinn und Brutalität zu reagieren, und das gemeinsame Schicksal als Juden, was immer das im einzelnen bedeutet.

Es hätte mir das vermittelt, was ich in Amerika früher vermißte: das Gefühl der Zugehörigkeit. Heute besitze ich es und fühle mich am wohlsten in diesem Land, wo so viele eine neue Heimat gesucht und gefunden haben. In Israel hingegen hätten mich die Tabus meiner Eltern verfolgt. Die Rituale dort hätten meinen Schmerz darüber verstärkt, daß weder mein Vater noch sonst ein Familienmitglied je auf meine Kritik an der Tradition eingegangen waren. Mein Vater hing aus Gehorsam und Gewohnheit an den Dogmen und Ritualen, und daß ich sie in Frage stellte, machte ihm vermutlich Angst. Mit meinen Fragen nach ihrem Sinn stieß ich stets gegen eine Mauer. Dieses Gefühl, vor einer Mauer zu stehen, hätte ich in Israel auch oft gehabt, gleichzeitig hätte ich aber Leute kennengelernt, die wie ich darunter leiden. Doch ich muß gestehen, daß ich nie wirklich an Auswanderung gedacht habe. Ich wollte in der Nähe meiner Kinder bleiben, und in Israel wäre ich das nicht gewesen.

Ich denke, daß das Judentum für jede Jüdin und jeden Juden eine eigene Bedeutung hat, je nach ihrer oder seiner individuellen Geschichte. Und diese Bedeutung kann sich im Laufe eines Lebens mehrmals ändern. Als Kind war ich eine potentielle Antisemitin, das Judentum empfand ich als Panzer, den es zu sprengen galt. Dann bekam ich, auf Besuch bei einer Tante in Berlin, 1933 die Brutalität des Antisemitismus erstmals wirklich zu spüren, und durch die Verfolgung im Krieg drang sie mir voll ins Bewußtsein. Nach 1945 identifizierte ich mich mit allen Opfern, und der unaussprechliche Schmerz hinderte mich an einer Auseinandersetzung mit meinem Judentum.

Erst nach der Scheidung habe ich meine verschüttete Identität als Jüdin wiedergefunden. Noch im gleichen Jahr reiste ich allein nach Jerusalem, entdeckte die Stadt und das Land, Yam Kinereth, die Wüste, Massada und die Bücher Martin Bubers, und wurde, wie einst in der Jugend, zur Liebe und zur Hoffnung auf eine geistige Heimat verführt.

Ich sage ›verführt‹, denn gefunden habe ich diese Heimat in mir selbst. Erst dann, nach meiner Rückkehr nach Amerika, bin ich meinem heutigen Mann begegnet. Er ist in einer jüdischen Familie in Boston aufgewachsen, hat da auch studiert und mag die Orthodoxie ebenfalls nicht. In seiner Familie, in der ein freier Geist herrscht, fühle ich mich wohl.

Es waren die jiddische und hebräische Sprache und die Lieder, denen ich in Israel wiederbegegnet bin, welche die erstarrten Gefühle aus meiner Kindheit wiederaufleben ließen und mir halfen, an meine alte Identität anzuknüpfen und eine neue darauf aufzubauen. In meiner ersten Ehe war das nicht möglich, diese Verbindung verlängerte meine Selbstentfremdung nur. Weder Wiktor noch sonst jemand ist daran schuld. Ich brauchte all die Jahre, um den Horror des Kriegs zu verarbeiten. Vor allem mußte ich mir erst eingestehen, daß es auch ohne Lager ein Horror gewesen war. Der Prozeß läßt sich kaum auf einen Nenner bringen, und ich will das auch gar nicht versuchen. Die unterschiedlichen Gefühle möchte ich so belassen, wie sie sind, und sehen, wie sie sich noch entwickeln werden.«

»Wie seltsam«, stellt Margot mit Freude fest, »während ich dich jetzt über das Judentum reden hörte, stiegen in mir Erinnerungen hoch, an die ich seit 1942 nie mehr gedacht habe. Es ist, als ob sie in meinem Gehirn seitdem versiegelt geblieben sind und durch deine Gegenwart wieder zum Leben erwachten. Plötzlich sehe ich Szenen im Hause meines Onkels Aron, des Bruders meiner Mutter. Seine Frau, meine Tante Dora, stammte aus einem religiösen Haus und hing sehr stark an den jüdischen Bräuchen. Sie liebte ihren Vater sehr, der als besonders gütig und freundlich galt, und wollte in ihrem Haus die Festtage in der gleichen Art feiern, wie ihre Eltern es getan hatten. Sie wohnten nicht in Warschau, sondern in Otwock und luden mich manchmal für einige Tage ein. Dort kam ich mit der jüdischen Tradition in Berührung, die meine Eltern nicht mehr pflegten. Ich erinnere mich jetzt, daß

Onkel Aron uns über den Sinn des Chanuka-Festes erzählte und daß ich mit meinen beiden Cousinen aufmerksam zuhörte. Er las uns auch Geschichten der
jüdischen Erzähler vor, in polnischer Übersetzung
zwar, damit wir sie verstanden, aber ohne diese Erlebnisse hätte ich kaum noch einen Zugang zu dem, was
du gerade erzähltest. 1942 sperrte ich diese Welt ein
und vergaß sie tatsächlich. Nicht einmal Gespräche
mit meinem zukünftigen Schwiegersohn, der ja Israeli
ist, halfen mir, diese Tür zu öffnen. Er gehört einer
anderen Generation an und ist mit der polnisch-jüdi-
schen Welt kaum vertraut. Aber du stammst ja aus
dieser Welt und bist ihr auch, wie ich, ›untreu‹ geworden. Bei dir fühle ich mich frei, sowohl meine nostalgischen Gefühle als auch meine Vorbehalte zu äußern.
Am liebsten würde ich mit dir eine Reise nach Polen
planen. Mit dir zusammen würde ich es wagen. Weil
wir uns unsere Eindrücke gegenseitig mitteilen könnten. Das würde vielleicht helfen, das an sich Unerträgliche zu ertragen, den Schmerz auszuhalten. Was
meinst du dazu, Lilka?«

Lilka schweigt eine Weile. Sie zögert. »Ich weiß es
nicht. Ich wollte nie mehr nach Polen reisen. Seit meiner Scheidung habe ich kaum noch mit jemandem polnisch gesprochen, erst jetzt wieder mit dir. Sicher ist,
daß, wenn ich mich zu einer solchen Reise entschlie-
ßen kann, ich sie auch mit dir machen möchte. Lassen
wir uns Zeit. Wir bleiben ja in Kontakt.«

Reflexionen

1. Wie funktionieren Führer und Gurus?

Viele Probleme rücken in ein neues Licht, wenn man die Dimension der Kindheit zu ihrer Erklärung herbeizieht. Wir leben heute in einer Zeit, in der Demokratien die Diktaturen abzulösen scheinen. Doch gleichzeitig beobachten wir den Zuwachs von totalitären Systemen in Sekten, denen sich Menschen freiwillig unterwerfen. Menschen, die in Freiheit und Respekt aufgewachsen sind, deren Eigenart in der Kindheit toleriert und nicht mit Hilfe der Erziehung erdrosselt wurde, würden sich kaum freiwillig in die Fänge einer Sekte begeben oder kaum darin bleiben, falls sie durch Zufall oder geschickte Manipulationen dort hineingeraten sollten.

Doch zahlreiche Menschen stört es anscheinend nicht, daß hier Mechanismen herrschen, die ihnen die Freiheit des Denkens, des Handelns, des Fühlens erneut rauben werden. Es scheint sie nicht zu beunruhigen, daß ihnen eine totalitäre Kontrolle und ein Zwang zum Gehorsam auferlegt werden, aus dem sie sich kaum je werden befreien können, weil sie im Lauf der Jahre zu Objekten der Indoktrination geworden sind. Diese macht ihnen unmöglich, den Schaden wahrzunehmen, den ihre Persönlichkeit erlitten hat. Sie wissen nicht, welchen Preis sie für die Fügsamkeit bezahlt haben, weil sie nichts anderes kennen.

Der Aspekt, der mich an sektiererischen Gruppen am meisten beschäftigt, ist die unbewußte Manipulation, die ich in meinen Büchern ausführlich beschrieben habe. Es ist die Art, wie die verdrängte und unreflektierte Kindheitsgeschichte der Eltern oder Therapeuten das Leben ihrer Kinder oder Patienten beeinflußt, ohne daß jemand etwas davon merkt. Was in Sekten oder sektiererischen Therapiegruppen abläuft, scheint – zumindest auf den ersten Blick – eine andere Qualität aufzuweisen als die unbewußte Manipulation von Kindern durch ihre Eltern. Es scheint sich um eine bewußte, gut durchdachte und organisierte Manipulation zu handeln, die darauf abzielt, die spezifische Notlage eines einzelnen auszubeuten.

Meines Erachtens geht aber auch dieses angeblich bewußte Handeln auf unbewußte Motive zurück. Denn trotz der schrecklichen Folgen bin ich der Meinung, daß zum Beispiel die beiden Gründer der *Feeling Therapy* (vgl. S. 90 ff.) nicht von Beginn an ein totalitäres Regime geplant haben. Erst die Macht über die Gruppe hat sie zu Gurus gemacht. Und das meine ich, wenn ich von den unbewußten Seiten der Manipulatoren spreche. Sie wurden am Ende selbst zu Opfern von Gesetzmäßigkeiten, die sie nicht kannten, weil sie offenbar nie darüber reflektiert hatten.

So entfachten sie ein Feuer, das sie nicht zu löschen vermochten. Sie hatten nur gelernt, wie man Menschen in die Gefühle eines hilflosen Kindes zurückversetzt, und aufgrund dieser Erfahrung lernten sie noch dazu, wie man diese Menschen dank der Regression beherrschen kann. Das genügte ihnen. Von da an agierten sie automatisch, nach den Mustern ihrer Erzieher, die sie in der Kindheit gelernt hatten. Weder ihre Bewunderer noch sie selber durchschauten dieses Verhalten.

Mithers' Bericht (vgl. S. 90 ff.) über irreleitende Versprechen, die falsche Hoffnungen und Illusionen wecken, hilft auch zu verstehen, wie politische Führer funktionieren. Seit Jahrzehnten fragen sich Biographen und Forscher, ob Hitler eigentlich glaubte, was er sagte, oder ob er andere *bewußt* manipulierte. War er ein Besessener oder ein Schauspieler, der die anderen zu Narren hielt? Manche Biographen haben im Laufe der Zeit ihre Meinung geändert und neigen immer mehr zur Auffassung, daß Hitler ein Besessener war und selber alles glaubte, was er sagte. Die Frage ist komplex, aber es würde sich lohnen, ihr nachzugehen, weil sie heute, angesichts des Zulaufs der Sekten, wieder aktuell ist.

Sind Menschen, die im Auftrage Gottes oder der Propheten reden, Betrüger oder Verrückte, die daran glauben, daß Christus aus ihnen spricht? Die Grenze ist vermutlich nicht so leicht zu ziehen. Im Falle der *Feeling Therapy* war zu beobachten, wie der Hunger nach Macht die realistische Selbsteinschätzung der Gründer verschlang. Schließlich glaubten sie, sie seien so großartig, wie ihre Anhänger sie sahen. Sie traten in einhundertvierunddreißig Radiosendungen und in einhundertvier Fernsehshows auf. Das genügte ihnen, um sich für Jahrhundertgenies zu halten und allen Psychologen himmelhoch überlegen.

Es ist bei Führern und Gurus schwer zu sagen, wo das Bewußte aufhört und das Unbewußte anfängt sich zu manifestieren. Sie werden von Kräften getrieben, die ihnen selbst nicht bewußt sind. Sonst müßte sich ein Guru nicht ein so kompliziertes System bauen, das er nur mit destruktiven Mitteln aufrechterhalten kann. Bei einer guten, bewußten Planung hätte er das nicht nötig. Er scheint gefangen in einem Netz, das er selbst gewoben hat. Entsprechende Beispiele gibt es viele. Ein extremes von pathologischer Grandiosität lieferte Ende der siebziger Jahre der Massenmord in Jonestown, Guyana, dem später andere folgten. In all diesen Fällen opferten meist gutmeinende, aber irregeleitete und verwirrte Menschen ihr Leben, um ihren Glauben an die Redlichkeit eines Besessenen zu retten. Der Tod sollte ihnen das böse Erwachen ersparen.

Unter den Sektengründern befinden sich viele paranoide und megalomane Psychotiker, die in der Masse ihrer Anhänger Schutz vor den eigenen Ängsten suchen, indem sie sich als Helfer und Heiler anbieten. Sie prophezeien das Weltende und bauen unterirdische Bunker, weil sie ihrer kindlichen Ohnmacht entkommen wollen und diese auf symbolischer Ebene bekämpfen. Gleichzeitig bieten sie sich als Retter an, weil sie sich bei der Verehrung ihrer Anhänger endlich mächtig statt wie in ihrer Kindheit ohnmächtig und ausgeliefert fühlen. Aber sobald sie befürchten müssen, durchschaut zu werden, zwingen sie ihre Jünger mittels Drohungen zum Schweigen. Selbstmord ist eine Grenzform des Schweigens. Diesen Weg sind zum Beispiel auch die neununddreißig jungen Menschen gegangen, die sich 1997 in einer Luxusvilla bei San Diego das Leben genommen haben.

Ich glaube nicht, daß die Geldgier allein genügt, um

die Motivation für ein kompliziertes Betrugssystem zu erklären, das zwangsläufig zu Defiziten führen muß. Es sind eben nicht nur die Opfer, die in die Kindheit regredieren, sondern auch die Täter – seien es Führer oder Gurus –, die sich in der Bewunderung ihrer Verehrer spiegeln und so den Bezug zur Realität verlieren. Wenn dem nicht so wäre, hätte Hitler die Rußland-Offensive nicht fortgesetzt, als ihm seine erfahrenen Generäle davon abrieten. Doch er war in seinem Größenwahn und seiner Selbstverliebtheit vollständig gefangen, in der Regression hatte er den realen Boden und damit die realistische Sicht verloren.

Auch Hitler glaubte, daß die Bewunderung der Massen seine Größe beweise. Daß er diese Bewunderung durch Lügen heraufbeschworen hatte, konnte er schnell vergessen. So hielt er sich für ein Genie. Gurus erreichen wie Hitler totale Zustimmung mit väterlichen oder mütterlichen Heilsversprechen, welche die Massen durch Regression bis in die frühe Kindheit in grenzenloser Bewunderung erstarren lassen und blenden. In dieser Regression ist Kritik an Elternfiguren wie Gurus oder Führern überhaupt nicht möglich. Ebensowenig wie Selbstkritik des Führers, die im Machtrausch und in der Selbststilisierung untergeht.

Wie Hitler funktionierte, kann heute jeder selber feststellen, wenn er sich dafür interessiert. Er braucht sich nur die Kassette 3 der Guido-Knopp-Serie der Dokumentarfilme über Hitler zu besorgen und diese aufmerksam anzuschauen. Er braucht nur die Mimik und Gestik des »Führers« genau zu beobachten, auf den Klang seiner wütenden und euphorischen Stimme zu horchen und die Zitate aus seinen Reden zu lesen, damit das Rätsel »Hitler« aufhört, ein Rätsel für ihn zu sein. Und damit dieses Beispiel ihm hilft, ähnliche Phänomene rechtzeitig zu erkennen.

Der Jubel der Massen wirkt auf die aufgewühlten Affekte des Führers wie eine Droge, und die Millionen der jubelnden Menschen realisieren nicht, daß sie nur für diese Funktion von ihm gebraucht werden. Als er ihnen das tausendjährige Reich ohne Revolutionen verspricht, realisieren sie nicht im geringsten, daß sie von diesem geliebten und angeblich liebenden Führer bald in den Krieg und den Tod geschickt werden, nur weil seine persönliche Geschichte es so will. Sie machen mit, denken sich nichts dabei, überlassen das Denken ihm, verlassen sich auf ihn wie kleine Kinder, die noch keinen Begriff der Zukunft und Planung haben, die einfach darauf vertrauen, daß der Vater es gut mit ihnen meint. Auch wenn er sie nach seiner Heimkehr von der Arbeit schreiend und mit erhobener Hand begrüßt und züchtigt. Er tut es ja einzig zu ihrem Wohl, sagt er.

Es gibt Leute, die über Deprogrammierung versuchen, Sektenanhänger von ihrer Abhängigkeit und seelischen Blindheit zu lösen, weil sie meinen, es gäbe keine anderen Mittel. Ich meinerseits glaube immer noch an die Kraft der Information. Wenn sie die Leute im richtigen Moment erreicht, bringt sie diesen oder jenen zum Nachdenken. Und je nach seiner persönlichen Situation wird er weiterdenken oder nicht. Oder vielleicht erst nach Jahren. Die Seele ist keine Maschine, kein Apparat, den man von außen reparieren kann.

Sie hat ihre Geschichte und kann nur ausgehend von ebendieser denken und handeln. Manchmal ermöglicht es eine emotionale Erschütterung den Betroffenen, aus ihrer Erstarrung zu erwachen und unter Schmerzen die Realität zu sehen.

2. Wie entsteht Haß?

Obwohl Zeugnisse von Kindesmißhandlungen in Romanen und Autobiographien seit Jahrhunderten existieren, hat die Gesellschaft die Häufigkeit solcher Übergriffe erst in den letzten zwanzig Jahren erkannt. Das geschah dank der Bemühungen weniger Forscher und vor allem der Medien. Doch unterschätzt und bisweilen sogar bestritten bleiben immer noch die Folgen der sehr frühen Mißhandlungen für den Erwachsenen. Diesen Fragenkomplex hat die Forschung weitgehend übergangen.

Die Bedeutung der Kindheit im Leben des Erwachsenen scheint immer noch, sogar in bestimmten therapeutischen Kreisen, umstritten zu bleiben. Das ist mir anhand einer Korrespondenz mit einem amerikanischen Reichianer bewußt geworden, der angenommen hatte, ich würde Wilhelm Reichs Leistungen durch biographische Hinweise entwerten. Meine Absicht war das nicht. Ich meine im Gegenteil, daß heute viele Körpertherapeuten von Reichs wichtigen Entdeckungen profitieren, unter anderem von seiner Arbeit über den emotionalen Panzer der einst geschädigten Menschen.

Doch das Konzept der infantilen Sexualität, das Reich von Freud übernommen und weiterentwickelt hatte, vermochte ich nie mit ihm zu teilen. In meinem Buch *Das verbannte Wissen*[9] vertrat ich die Meinung,

9 Miller, Alice: *Das verbannte Wissen*, Suhrkamp, 1988.

daß Freud die schweren Folgen des Kindesmißbrauchs mit dem Konzept der infantilen Sexualität zugedeckt hätte, und ich schrieb:

»... Das gleiche tat später auch Wilhelm Reich, indem er eine Theorie entwickelte, die ihm helfen sollte, den Schmerz des sehr früh und konstant sexuell ausgebeuteten Kindes, das er einst gewesen war, abzuwehren. Statt zu fühlen, wie weh es tut, wenn man von Erwachsenen, denen man vertraut, betrogen wird und dies wehrlos hinnehmen muß, hat Wilhelm Reich sein Leben lang ... behauptet: das habe ich selber gewollt, das habe ich gebraucht, das braucht jedes Kind!«

Diese Aussage beruht auf der Reich-Biographie von Myron Sharaf[10], laut der Reich berichtet haben soll, daß er bereits mit vier Jahren alle Geheimnisse des sexuellen Lebens kannte, und dies dank des Zimmermädchens, das ihn regelmäßig mit in ihr Bett nahm und in sexuellen Spielen unterrichtete. Was ich als eine Ausbeutung der kindlichen Einsamkeit bezeichne, hat das Kind möglicherweise anders erlebt.

Es war für Wilhelm Reich zweifellos eine Rettung in Zeiten der Verzweiflung, zum Beispiel als die von ihm geliebte Mutter in seiner Kindheit Selbstmord beging. Er sagte selber einmal, daß das Bett des Zimmermädchens seine Zuflucht gewesen sei. Begreiflicherweise versperrte ihm dieser positive Aspekt den Blick dafür, daß er – ohne daß er dies damals bemerkt hätte – als Lustobjekt und Spielzeug mißbraucht wurde.

10 Sharaf, Myron: *The Fury on Earth*, St. Martin's/Marek, 1983.

Die sexuelle wie auch jede andere Ausbeutung des Kindes kann vom Kind wie eine Art Nahrung aufgenommen werden, wenn jede andere affektive Zuwendung fehlt. Ein Kind, das nach Liebe, Wärme und Geborgenheit hungert, nimmt unter Umständen nicht nur die sexuelle Ausbeutung, sondern auch Schläge, Beschimpfungen und Überforderung gierig in sich auf, um ja nicht verlassen zu werden.

Mir scheint es wichtig, daß wir heute die damaligen Illusionen des Kindes zwar erkennen und verstehen, aber als Erwachsene aus ihren Konsequenzen lernen. Die Verleugnung des Leidens in der Kindheit hat nämlich weitreichende Folgen, die sich nicht auf den privaten Bereich der Familie beschränken, sondern bis zu umwälzenden politischen Erschütterungen hinführen. Darauf will ich in diesen Ausführungen zumindest stichwortartig hinweisen.

Ein Kind kann nicht verstehen, weshalb es von Menschen, die es liebt und bewundert, verletzt wird. Es deutet dieses Verhalten deshalb um und glaubt, daß es richtig sei. Die Mißhandlung erhält in seinem kognitiven System eine positive Wertung, die sie das ganze Leben lang behält. Außer wenn später der Erwachsene eine Neubewertung vornimmt.

Einigen Menschen, jüngeren und älteren, ist eine solche Neubewertung gelungen. Danach erst waren sie fähig, die kindlichen Wertungen aufzugeben und sich als Erwachsene das Falsche, Schädliche oder gar Gefährliche im Verhalten ihrer Eltern einzugestehen. Sie konnten das, weil sie dem Zustand der kindlichen Hilf- und Ahnungslosigkeit entwachsen waren. Sie brauchten nicht länger zu behaupten, die Schläge ihrer Eltern hätten ihnen gutgetan, obwohl das Gegenteil der Fall gewesen war.

Was geschieht aber, wenn Erwachsene die einst erlittenen Schäden standhaft leugnen, in der Position des Kindes verharren und die Fehler ihrer Eltern weiterhin bedingungslos idealisieren? Dann kann es sein, daß sie die erfahrene Gewalt als solche gutheißen, weil sie keine Gelegenheit hatten, Alternativen kennenzulernen, und weil ihnen die Gründe des elterlichen Verhaltens verborgen blieben. Die destruktiven Konsequenzen können sich schon beim Jugendlichen manifestieren, in einem tyrannischen Auftreten gegenüber den jüngeren Geschwistern beispielsweise, in Gewalttaten oder sogar Morden.

Dem Erwachsenen stehen leider noch weitere Mittel zur Verfügung, um die in der Kindheit erfahrene Gewalt zu leugnen und sie an andere weiterzugeben. Er kann sie so raffiniert ideologisieren, daß er sie sogar als gut ausgeben kann. Je weniger er bereit ist, seinen Betrug und Selbstbetrug zu revidieren, desto schwerer haben andere an den Konsequenzen seines Tuns zu tragen. Und so sehen wir uns dem scheinbaren Paradox gegenüber, daß ein braves, unauffälliges Kind, das perfekt gelernt hat, stets den Wünschen der Erwachsenen zu entsprechen und niemals Kritik an ihnen zu üben, dreißig Jahre später zum Auschwitzkommandanten oder zu einem Adolf Eichmann wird.

In all meinen Büchern habe ich aufzuzeigen versucht, daß die an Kindern ausgeübte Gewalt auf die Gesellschaft zurückschlägt. Zu dieser Folgerung bin ich über die Frage gelangt, woher der Haß kommt, wie er entsteht. Ich wollte wissen, warum die einen zu extremer Gewalt neigen, die anderen nicht. Erst als ich die Kindheiten von Diktatoren und Massenmördern detailliert untersuchte[11], begann ich zu verstehen. Sie waren nämlich alle in der Kindheit unvorstellbarem Grauen ausgesetzt, das sie durchwegs leugneten. Es war meines Erachtens gerade diese Leugnung, die sie als Erwachsene zu Vergeltungsaktionen trieb. Ein im Namen der Erziehung gezüchtigtes und gedemütigtes Kind verinnerlicht sehr früh die Sprache der Gewalt und Heuchelei und begreift sie als das einzig wirksame Kommunikationsmittel.

Als ich an den Beispielen von Hitler und Stalin zu veranschaulichen versuchte, wie sich Kindesmißhandlungen auf die Gesellschaft auswirken können, hielten mir viele Menschen entgegen, sie seien auch oft geschlagen worden und doch nicht zu Verbrechern geworden. Wenn ich sie nach Einzelheiten ihrer Kindheit fragte, stellte sich regelmäßig heraus, daß es dort zumindest eine Person gegeben hatte, die das Kind zwar nicht vor den Mißhandlungen geschützt, aber ihm doch Zuneigung oder sogar Liebe vermittelt hatte. Diese Person – der »helfende Zeuge«, wie ich ihn nenne – fand sich unter anderem bei Dostojewskij, der einen äußerst gewalttätigen Vater, aber eine liebevolle Mutter gehabt haben soll. Sie vermittelte ihrem Sohn

---

11 Miller, Alice: *Am Anfang war Erziehung*, Suhrkamp, 1980; *Der gemiedene Schlüssel*, Suhrkamp, 1988; *Abbruch der Schweigemauer. Die Wahrheit der Fakten*, Hoffmann & Campe, 1990 (Revidierte Neuausgabe: Suhrkamp, 2003).

das Wissen um die Existenz der Liebe, ohne das die Romane Dostojewskijs undenkbar wären.

Es gibt unter den ehemals geschlagenen Kindern auch solche, die schon in der Kindheit oder in ihrem späteren Leben nicht nur helfenden, aber eher unbewußten, sondern auch »wissenden Zeugen« begegnet waren, also Menschen, die ihnen aktiv geholfen hatten, das erfahrene Unrecht als solches zu erkennen und ihre Trauer über das Geschehene zu artikulieren. Später wurden diese Kinder begreiflicherweise nicht zu gewalttätigen Verbrechern. Sie konnten fühlen und bewußt handeln.

Wer sich mit Kindesmißhandlungen beschäftigt, sieht sich mit dem verblüffenden Phänomen konfrontiert, daß Eltern ihre Kinder auf dieselbe Art mißhandeln oder verwahrlosen lassen, wie sie es selbst als Kinder erduldet haben. An das Erlittene erinnern sie sich aber als Erwachsene nicht mehr. Bei sexuellen Aggressionen gegen Kinder ist es fast die Regel, daß die Täter ihre eigene Geschichte nicht kennen oder zumindest von den dazugehörenden Gefühlen abgeschnitten sind. Erst in der Therapie, falls eine solche überhaupt möglich ist, stellt sich heraus, daß sie die eigene Geschichte seit Jahren immer wieder in Szene gesetzt haben.

Ich kann mir dieses Phänomen nur so erklären, daß ich annehme, Informationen über die in der Kindheit erfahrenen Mißhandlungen würden dauerhaft im Gehirn erhalten bleiben, gespeichert in Form von unbewußten Erinnerungen. Ein bewußtes Erleben der Mißhandlungen ist einem Kind ohne »wissende Zeugen«

nicht möglich, es muß dieses Wissen verdrängen, um an den Schmerzen und der Angst nicht zu zerbrechen. Doch die unbewußten Erinnerungen treiben den Menschen dazu, die verdrängten Szenen immer wieder aufs neue zu reproduzieren, um sich von den Ängsten zu befreien, welche die frühen Mißhandlungen zurückgelassen haben. Der Betreffende schafft Situationen, in denen er den aktiven Teil übernimmt, um der Ohnmacht des Kindes Herr zu werden und den unbewußten Ängsten zu entfliehen.

Doch auch das bringt ihm keine Befreiung. Er wird immer wieder zum Täter und schafft sich neue Opfer. Solange man den Haß und die Angst auf Sündenböcke projiziert, können sie nicht bewältigt werden. Erst wenn die eigentliche Ursache erkannt und die natürliche Reaktion auf Unrecht verstanden wurde, kann sich der blinde, auf Unschuldige verschobene Haß auflösen. Denn seine Funktion, die Wahrheit zu verschleiern, wird sich von nun an erübrigen. Sexualverbrecher, die ihre Geschichte in Therapien aufgearbeitet haben, laufen bekanntlich nicht mehr Gefahr, ihre Traumata auf destruktive Art weiter zu inszenieren.

Was ist eigentlich Haß? In meinen Augen ist er eine mögliche Folge der Wut und Verzweiflung des Kindes, das bereits in seiner averbalen Zeit mißachtet worden ist. Solange der Zorn auf einen Elternteil unbewußt und verleugnet bleibt, läßt er sich nicht auflösen. Er läßt sich nur auf Sündenböcke verschieben, auf die eigenen Kinder oder angebliche Feinde. Als Ideologie getarnt, ist der in Haß verwandelte Zorn besonders gefährlich, weil er unzerstörbar ist, jenseits aller moralischer Gebote. Wer die Schreie eines verzweifelten Säuglings teilnehmend beobachtet, wird über die Intensität dieser Gefühle staunen.

Wohin die Mechanismen der Haßverschiebung führen können, hat sich bei vielen Diktatoren gezeigt. Sie haben die Massen dadurch gewonnen und zum Morden geführt, daß sie deren starke, schlummernde Emotionen auf Sündenböcke richteten. Die vom Ursprung losgelösten, nicht fokussierten Emotionen brauchen nämlich ein Objekt, um Aktionen zu ermöglichen, die dem Kind einst verwehrt waren.

Ein Tier reagiert auf Angriff mit Flucht oder Kampf, beides ist einem Kleinkind, das von den nächsten Angehörigen bedrängt wird, nicht möglich. So wird die natürliche Reaktion manchmal jahrzehntelang zurückgehalten, bis sie sich gegenüber einem schwächeren Objekt äußert. Dann entladen sich die unterdrückten Emotionen hemmungslos gegen Minderheiten. Man nennt dies Fremdenhaß, und die Objekte variieren von Land zu Land: seien es Türken, Roma, Biafraner, Hutus oder Tutsis, seien es, wie in Maos China und Kambodscha, Intellektuelle. Nur die Gründe dieses Hasses dürften überall dieselben sein.

Luther zum Beispiel war ein intelligenter und gebildeter Mann, aber er haßte die Juden und rief die Eltern auch zur Züchtigung ihrer Kinder auf. Er war kein perverser Sadist wie Hitlers Vollstrecker. Aber er erteilte destruktive Ratschläge, bereits vierhundert Jahre vor Hitler. Seine Mutter hatte ihn schon früh schwer gezüchtigt, und was ihm angeblich »gutgetan« hatte, hielt er für richtig. Die im Körper gespeicherte

Überzeugung, daß es richtig sei, ein schwächeres Wesen zu quälen, wenn es doch die Eltern tun, wirkte in ihm viel stärker als die göttlichen Gebote der Nächstenliebe und des Erbarmens mit dem Schwächeren.

Ähnliche Beispiele hat Philip Greven in seinem sehr informativen Buch[12] aus dem amerikanischen Kulturbereich wiedergegeben. Er zitiert viele Männer und Frauen der Kirche, die grausames Schlagen der kleinsten Kinder mit der Rute bereits in den ersten Lebensmonaten empfehlen, damit die daraus erhaltene Lehre das ganze Leben wirksam bleibt. Leider hatten sie recht, diese schrecklichen, destruktiven Texte, mit denen die Eltern irregeführt wurden, waren ja der klare Beweis für die langanhaltende Wirkung des Schlagens. So konnten nur Menschen schreiben, die einst selber schwer geschlagen wurden und später das Erfahrene glorifizierten.

Das gleiche gilt für die heutigen Terroristen. Sie töten und foltern fremde Menschen, die ihnen nichts Böses angetan haben, und verbrämen ihre Grausamkeit mit angeblich religiösen oder politischen Ideen. Selbstverständlich haben sie keine Ahnung davon, daß sie an diesen Menschen den einst in ihrer frühen Kindheit erfahrenen Terror rächen. Aber weder ihre heutige Ahnungslosigkeit noch ihr einst unterdrückter und heute verleugneter Zorn rechtfertigen in irgendeiner Weise ihre extreme Destruktivität oder kann unser Mitleid beanspruchen.

Wenn man weiß, daß Hitler von seinem Vater

---

12 Greven, Philip: *Spare the Child*, Knopf, 1991.

schwer gequält, erniedrigt und verspottet wurde, und wenn man zudem weiß, daß er seine Emotionen ihm gegenüber verleugnete, springen einem die Quellen seines Hasses ins Auge.[13] Es sei denn, man will sich damit lieber nicht auseinandersetzen. Ich mußte es aber tun, weil ich nicht nur Antworten auf Hitlers Motive, sondern auch auf diejenigen anderer Tyrannen zu finden hoffte. Bei allen fanden sich Auswirkungen des Hasses auf zumindest einen Elternteil, der unbewußt blieb, nicht nur weil es streng verboten war, den Vater zu hassen, sondern auch weil es für ein Kind im Interesse des eigenen Überlebens lag, die Illusion, einen guten Vater zu haben, aufrechtzuerhalten. Erst bei Verschiebung auf ein Ersatzobjekt war der Haß erlaubt, konnte er sich Bahn brechen. Hitler hätte wohl kaum soviel Unterstützung gefunden, wenn die von ihm erfahrenen Erziehungsmuster und die daher rührenden Schäden in Deutschland und Österreich nicht so verbreitet gewesen wären.

Doch Hitlers spezifisches Problem mit dem Judentum gründete noch in der Zeit vor seiner Geburt. Seine Großmutter väterlicherseits hatte in ihrer Jugend in einem jüdischen Haushalt in Graz gearbeitet. Nach der Rückkehr in ihr österreichisches Heimatdorf Braunau gebar sie einen Sohn, Alois, der später Hitlers Vater wurde, und erhielt vierzehn Jahre lang Alimente von der Grazer Familie. Aus dieser Vorgeschichte, die in mehreren Biographien erwähnt wird, ergab sich das Dilemma der Familie Hitler. Die Tatsache, daß die

13 Miller, Alice: *Am Anfang war Erziehung*, Suhrkamp, 1980.

junge Frau vom jüdischen Kaufmann oder dessen Sohn geschwängert worden war, wollte man leugnen. Andererseits war es unmöglich, zu behaupten, ein Jude zahle grundlos so lange Alimente. Eine solche Großzügigkeit eines Juden war für die Bewohner des österreichischen Dorfes schlichtweg undenkbar. Die Familie Hitler brachte folglich keine Version zustande, die ihre »Schande« getilgt hätte.

In einer Atmosphäre des Verdachts, er sei jüdischer Abstammung, wuchs Alois Hitler in einer judenfeindlichen Umgebung auf. Alle Ehren, die er sich als Zöllner erwarb, befreiten ihn nicht von der latenten Wut auf die ungerechterweise erlittene Schande und Demütigung. Seine Wut konnte er ungestraft an seinem Sohn Adolf abreagieren, den er laut Berichten seiner Tochter Angela täglich erbarmungslos prügelte. Der Sohn entwickelte den Wahn, nicht nur sich selbst, sondern ganz Deutschland und später die gesamte Welt vom jüdischen Blut befreien zu müssen, um sich von seinen Kindheitsängsten zu befreien. Hitler war bis zum Tod im Führerbunker diesem Wahn verfallen, weil ihm seine Angst vor dem Vater, dem Halbjuden, sein Leben lang unbewußt war.

Es wird mir häufig gesagt, daß diese Gedanken, denen ich in meinem Buch *Am Anfang war Erziehung* ausführlich nachging, ungeheuerlich seien und nicht genügten, um Hitlers Handlungen zu erklären. Sicher nicht all seine Handlungen, aber zweifellos seinen Wahn. Sie bilden zumindest das Fundament dazu. Ich kann mir gut vorstellen, daß Hitler schon als Kind »dem Juden«, seiner monsterhaften Phantasiegestalt,

Rache schwor. Bewußt dachte er vermutlich, daß er ein schönes Leben hätte führen können, wenn »der Jude« seine Großmutter nicht in das Elend gestürzt hätte, das er und seine ganze Familie nun erleiden mußten. So konnte er auch die Übergriffe seines Vaters entschuldigen, der Vater war ja nur das Opfer des bösen und allmächtigen Juden. Von da aus gibt es im Bewußtsein eines zornigen und verwirrten Kindes nur einen Schritt zum Gedanken, man müßte alle Juden ausrotten.

In der Alltagssprache wird das Wort Haß auch in Fällen verwendet, in denen es sich nicht um spätere Projektionen der frühkindlichen Gefühle auf Sündenböcke handelt, sondern um den Zorn des Erwachsenen, der in der Gegenwart durchaus gerechtfertigt ist. In diesem Sinne wird ein gefolterter Mensch oder ein Lagerinsasse seinen Folterer oder Peiniger »hassen«. Dieses Gefühl verleiht ihm oft Kraft zum Überleben, indem es ihn vor Resignation schützt und ihm erlaubt, seine Würde zu erhalten.

Aber dieser »Haß« ist eng mit der gegebenen gegenwärtigen Situation verbunden. Er richtet sich gewöhnlich gegen den Menschen, der unsere Freiheit in extremer Weise einschränkt, der uns nicht nur in unserer Phantasie, sondern ganz real erniedrigt, demütigt, bedroht und uns jede Form des Ausdrucks verunmöglicht. Gelingt es dem Opfer, einen Weg aus dieser Situation zu finden, gelingt es ihm, sich von der Gewalt seines Peinigers zu befreien, kann sich der Zorn mit der Zeit abschwächen oder gar verschwinden.

Nicht so in den Fällen von Hitler, Stalin, Mao und

anderen Diktatoren, die bis zu ihrer Todesstunde vom Haß getrieben wurden, obwohl sie als Erwachsene keinen Grund dazu hatten. Im Gegenteil, sie wurden ja von Millionen abgöttisch geliebt und bewundert, und es bestand, außer in ihrer Kindheit, eigentlich kein Grund mehr zur Angst. Trotzdem nährte die Angst aus der Kindheit ihren Haß lebenslänglich.

Paranoide, an die Geschichte der eigenen frühen und verdrängten Kindheit anklingende Gedankengänge habe ich ausnahmslos bei allen Tyrannen gefunden, deren Kindheiten ich näher untersuchte. Mao wurde von seinem Vater regelmäßig ausgepeitscht und ließ dreißig Millionen Menschen sterben, um keine Wut auf seinen Vater aufkommen zu lassen. Stalin ließ Millionen leiden und sterben, weil er sogar auf dem Gipfel seiner Macht aus der unbewußten kindlichen Angst heraus agierte. Sein Vater, ein sehr armer Schuhmacher in Georgien, versuchte seine Frustrationen im Schnaps zu ertränken und peitschte seinen Sohn täglich bis aufs Blut. Die Mutter zeigte psychotische Züge, war vollkommen unfähig, ihr Kind zu verteidigen und war auch meistens abwesend, weil sie entweder in der Kirche betete oder den Haushalt des Priesters versorgte. Stalin idealisierte seine Eltern bis zu seinem Tod und witterte überall und ständig Gefahren, die seit langem nicht mehr existierten, die aber in seinem Gehirn als ständig vorhanden registriert waren.

Das gleiche gilt auch für andere Tyrannen. Sie verfolgten unterschiedliche Kategorien von Menschen, mit unterschiedlichen Begründungen, aber letztlich aus demselben Grund: Einem jeden half seine Ideologie, die Wahrheit und die Paranoia zu tarnen. Und die Massen marschierten begeistert mit, weil ihnen die Hintergründe, auch in der eigenen Geschichte, verborgen blieben. Die kindlichen Rachephantasien eines Tyrannen wären harmlos, wenn die Gesellschaft ihm, in ihrer Naivität, nicht helfen würde, diese zu verwirklichen.

Während des Dritten Reiches zum Beispiel wurde das große Arbeitspotential der Juden erstaunlicherweise nicht für die deutsche Wirtschaft genutzt. Das zeigt, daß den Tätern der Projektionswahn teurer war als der Ertrag der Arbeit, der in der Kriegszeit doch knapp war. Der Jude *mußte* schmutzig, unproduktiv und lächerlich sein oder dazu erniedrigt werden, denn diese Züge machten ihn zu dem Haßobjekt, das man für die Projektionen brauchte. In den sogenannten Arbeitslagern wurden hochqualifizierte Fachleute beispielsweise dazu eingesetzt, Erde in ihren Mützen von einem Ort zum anderen zu tragen oder barfüßig im Schnee sorgfältig Aufgaben zu verrichten, die niemandem etwas nützten. So konnte in der nationalsozialistischen Ideologie Hitlers Projektion aufrechterhalten werden, der Jude sei faul und lächerlich, aber auch gefährlich, solange man ihn nicht entwürdigte.

Für jemanden, der nicht gewohnt ist, frühkindliche Gefühle in historische Überlegungen einzubeziehen, mögen derartige Gedanken weit hergeholt erscheinen. Man kann sich vielleicht vorstellen, daß Kinder früher so gezüchtigt wurden wie später die Juden im Naziregime, aber man fragt sich, wie sich dieser Vergleich mit der Idee verträgt, daß die Juden eine teuflische Macht seien, vor der die Welt bewahrt werden müsse.

Kinder sind doch schwächer als Erwachsene, was gibt es da zu fürchten?

Diese Argumentation ist logisch, aber der Haß hat seine eigene Logik. Wir wissen aus der Geschichte der Kindesmißhandlungen, daß Eltern ihre Kinder gelegentlich als übermächtig erlebten, als einen vom Teufel in die Wiege gelegten Wechselbalg, dessen man sich entledigen mußte, um Unheil zu verhindern. Ähnliches ist von den Hexenverfolgungen bekannt. Der Haß, den die Eltern beim Auspeitschen auf das Kind richten, gilt nicht dem Kleinkind, das sie gerade züchtigen, sondern unbewußt den eigenen Erziehern, deren Mißhandlungen sie verdrängt haben. Deshalb kann ein Vater sein Kind in der Übertragung als bedrohlich und übermächtig erleben, das heißt, er prügelt im Grunde die Peiniger seiner Kindheit, die für ihn damals übermächtig waren und böse wie der Teufel.

Die Dynamik solcher Verschiebungen ist auch Psychoanalytikern seit langem bekannt. Ihr Ursprung wurde früher durch die Identifikation mit dem Aggressor erklärt, heute würde man vermutlich eher auf eine frühere Entwicklungsstufe hinweisen und von gespeicherten Informationen sprechen.

Da die Folgen früher Mißhandlungen auf das spätere Leben der Betroffenen bisher kaum erforscht worden sind, werden sie in historischen und anthropologischen Untersuchungen auch kaum thematisiert. So hat der Soziologe Wolfgang Sovsky ein eindrucksvolles Buch über die Formen der Gewalt geschrieben[14],

14 Sovsky, Wolfgang: *Traktat über die Gewalt*, S. Fischer, 1996.

ohne mit einem einzigen Wort auf die Dimension der Kindheit hinzuweisen. Dabei beleuchtet er sehr gründlich das angeblich unbegreifliche Phänomen des Quälens, das sich aber durchaus erklären ließe unter der Annahme, daß die Henker, Folterer und Menschenjäger ihre Lektionen sehr früh gelernt haben. Es ist bekannt, daß das früh Gelernte gut haften bleibt und mit der Zeit zur Selbstverständlichkeit werden kann.

Zu entschuldigen sind die kriminellen Taten dadurch natürlich nicht, doch man müßte sich zumindest mit der Hypothese beschäftigen, daß Menschen, die aktiv bei Genoziden mitmachen und andere foltern, kein Naturereignis sind, sondern zu der zahlreichen Gruppe gehören, die die Fähigkeit, Erbarmen und Mitgefühl zu erleben, nie entwickelt oder sehr früh verloren hat. Das Gehirn dieser Menschen funktionierte vielleicht auf anderen Gebieten fehlerlos, und seine Ausfälle im emotionalen Bereich machten sie gerade zu den idealen Vollstreckern der wahnhaften Pläne paranoider Führer.

Selbstverständlich gibt es Menschen, die nicht zu Mördern geworden sind, auch nicht zu Kinderschändern, obwohl sie in der Kindheit schwer mißhandelt wurden. Mir ist jedoch niemals ein Verbrecher begegnet, der in seiner Kindheit nicht selber Opfer war. Das Problem besteht darin, daß die meisten dieser Menschen ihre Motivationen nicht kennen, weil sie keinen Zugang zu ihren Gefühlen und Erinnerungen haben. Indem sich Daniel J. Goldhagen in seinem Buch[15] vor-

---

15 Goldhagen, Daniel J.: *Hitlers willige Vollstrecker*, Siedler, 1996.

nehmlich auf Berichte von Tätern stützt, offenbart er indessen ihre Gefühle und macht sie einer näheren Untersuchung zugänglich. Seine Zitate und Bilder dokumentieren eindeutig, daß die zufriedenen, lachenden Gesichter der Täter Lust am Quälen zeigten.

Leider hat Daniel Goldhagen das freiwillige Quälen und Verspotten in seiner Untersuchung nur phänomenologisch beleuchtet und die Kindheit der Täter außer acht gelassen. Er widmet sich zwar den Emotionen der Täter, die bisher weitgehend ignoriert wurden, doch ohne den Hintergrund ihrer frühesten Erziehung bleibt ihr Verhalten rätselhaft. Vergeblich sucht der Leser nach einer Erklärung. Wie ist es möglich, daß ringsum geschätzte Männer und Frauen sich wie Monster verhielten? Wie kam es, daß ein ehemaliger Lehrer wie Klaus Barbie und andere Männer, die von ihren Töchtern als nette und fürsorgliche Familienväter geschildert werden, Unschuldige folterten oder foltern ließen? Diese Frage wird von Goldhagen nicht gestellt. Er meint, mit dem Verweis auf den deutschen Antisemitismus bereits eine befriedigende Antwort geliefert zu haben. Das tut er aber nicht.

Wenn der deutsche Antisemitismus die Ursache des Holocaust sein soll, dann ist nicht einzusehen, weshalb es nicht bereits im Ersten Weltkrieg zu einem Völkermord kam, als der Antisemitismus bereits ebenso stark gewesen sei. Und warum nicht ein Holocaust in den anderen antisemitischen Ländern wie Polen, Rußland und weiteren europäischen Staaten? Das Argument, daß die Weimarer Republik mit Arbeitslosigkeit und Armut Frustrationen geschaffen habe, die sich in der Ermordung der Juden entladen hätten, ist nicht überzeugend angesichts der Tatsache, daß es Hitler schnell gelungen ist, die Arbeitslosigkeit in den Griff zu bekommen.

Es gab folglich noch andere Faktoren, die bisher unberücksichtigt geblieben sind und die ein Licht auf die Frage werfen, warum der Holocaust in Deutschland und *warum er gerade zu diesem und keinem anderen Zeitpunkt* stattfand. Meines Erachtens liegt der Grund eindeutig im destruktiven Erziehungsstil der kleinen Kinder, der um die Jahrhundertwende in weiten Kreisen Deutschlands herrschte und den ich als Mißhandlung von Säuglingen bezeichne.

Auch in den anderen Ländern wurden und werden noch heute Kinder unter dem Vorwand der Erziehung mißhandelt, doch kaum mit dieser Systematik und Gründlichkeit, die für die Schwarze Pädagogik in Deutschland so bezeichnend war. In den beiden Generationen vor dem Aufstieg Hitlers wurde die Anwendung dieser Methoden zur Perfektion gesteigert. Schließlich bekam Hitler, was er brauchte. In seinen Worten klang das so: »Meine Pädagogik ist hart. *Das Schwache muß weggehämmert werden.* In meinen Ordensburgen wird eine Jugend heranwachsen, vor der sich die Welt erschrecken wird. Eine *gewalttätige*, herrische, unerschrockene, *grausame* Jugend *will ich*. Jugend muß das alles sein. Schmerzen muß sie ertragen. *Es darf nichts Schwaches und Zärtliches in ihr sein.* Das freie, herrliche Raubtier muß erst wieder aus ihren Augen blitzen. Stark und schön will ich meine Jugend ... So kann ich das Neue schaffen.« Dieses pädagogische Programm der Ausrottung des Lebendigen ging den Plänen der Ausrottung eines Volkes voraus. Es war sozusagen die Voraussetzung für das Gelingen.

Die zahlreichen und vielgelesenen Schriften von Dr. Daniel Gottlieb Moritz Schreber, dem Erfinder der Schrebergärten (1808-1861), die teilweise in vierzig Auflagen erschienen waren, unterrichteten die Eltern über die systematische Erziehung der kleinen Kinder *von ihrem ersten Lebenstag an.* Zu ihrer großen Popularität trug der Umstand bei, daß Gehorsam und Unterwerfung unter den Willen des Kaisers damals als das oberste Gebot des Bürgers galten. Deutschland hatte ja bisher keine eigene Revolution erlebt. Viele Menschen befolgten daher im besten Glauben Schrebers und ähnlicher Autoren Ratschläge zur Aufzucht der kleinen Untertanen, ohne im geringsten zu erkennen, daß sie ihre Kinder einer Folter mit Langzeitwirkung aussetzten. Ausdrücke wie »Gelobt sei, was hart macht« und »Was uns nicht umbringt, macht uns stärker«, die noch heute zum Vokabular der älteren Pädagogen gehören, stammen wohl aus dieser Zeit.

Morton Schatzman[16], der aus Dr. Schrebers Schriften sehr aufschlußreiche Stellen zitiert, ist der Meinung, daß es sich hier nicht um Kindererziehung, sondern um Kinderverfolgung handelte. Unter anderem schrieb Schreber, man müsse den schreienden Säugling durch »körperlich fühlbare Ermahnungen« zur Ruhe zwingen, und versicherte: »Eine solche Prozedur ist

16 Schatzman, Morton: *Die Angst vor dem Vater, Langzeitwirkungen einer Erziehungsmethode*, Rowohlt, 1978.

nur ein- oder höchstens zweimal nötig, und man ist *Herr des Kindes für immer*. Von nun an genügt ein Blick, eine einzige drohende Gebärde, um *das Kind zu regieren*.« Das Neugeborene sollte vor allem *vom ersten Tag an* um jeden Preis dazu dressiert werden, nicht zu schreien und zu gehorchen.

Die heute auch nur halbwegs milde erzogenen Menschen werden sich kaum vorstellen können, mit welcher Konsequenz und welchem Zeitaufwand dieses Programm von Schreber selbst durchgeführt wurde. Der Psychoanalytiker William G. Niederland[17] zitiert Beispiele, die mir für die tägliche Praxis der damaligen Erziehung bezeichnend scheinen, etwa Rezepte, wie das Kind »in der Kunst, sich zu versagen« eingeübt werden soll. Das hört sich so an: »Die hierfür empfohlene Übung sei einfach und wirksam: man setzt das Kind auf den Schoß der Kinderfrau, während diese nach Belieben etwas ißt oder trinkt. Wie stark auch immer die oralen Bedürfnisse des Kindes in dieser Situation anwachsen mögen, sie dürfen nicht befriedigt werden.«

Schreber berichtet (laut Niederland, S. 98) über eine Episode aus seinem eigenen Familienkreis: Als eine Kinderfrau, die eines seiner Kinder auf dem Schoß hielt, Birnen aß und trotz des Verbots nicht widerstehen konnte, dem Kind ein kleines Stück abzugeben, wurde sie sofort entlassen. Da sich die Nachricht von dieser drastischen Maßnahme rasch bei allen Kinderfrauen Leipzigs verbreitete, habe er – so schreibt der

17 Niederland, William G.: *Der Fall Schreber*, Suhrkamp, 1978.

Vater – »seitdem nie wieder, weder bei diesem noch bei den späteren Kindern, eine solche Entdeckung gemacht«. Der Mensch kommt nicht mit einem fertig ausgebildeten Gehirn auf die Welt, wie man es noch vor wenigen Jahren gemeint hat. Es hängt von den Erfahrungen der ersten drei Jahre ab, welche Fähigkeiten sein Gehirn entwickeln kann. Bei schwer und sehr früh traumatisierten rumänischen Kindern zum Beispiel stellte man später auffallende Insuffizienzen im emotionalen und kognitiven Bereich fest, denen Läsionen in bestimmten Gehirnbereichen entsprachen. Nach den neuesten Berichten der Neurobiologen führen wiederholte Traumatisierungen zur erhöhten Ausschüttung der Streßhormone, die das zarte Gehirn angreifen und bereits bestehende Neuronen zerstören. Bei mißhandelten Kindern fand man, daß Gehirnregionen, die für die Steuerung der Emotionen zuständig sind, um zwanzig bis dreißig Prozent kleiner waren als bei Vergleichspersonen.

Die um die Jahrhundertwende systematisch zum Gehorsam dressierten Kinder waren nicht nur der körperlichen Züchtigung ausgesetzt, sondern auch einer schwerwiegenden Deprivation. Zärtliche Berührungen der Kinder, wie das Streicheln, Umarmen, Küssen, wurden in der damaligen Erziehungsliteratur als »Affenliebe« bezeichnet, und die Eltern wurden immer wieder vor der Gefahr des Verwöhnens ihrer Kinder gewarnt, das sich mit dem Ideal der Härte auf keinen Fall vereinbaren ließ. So litten die Säuglinge unter dem Mangel an liebevollem direktem Kontakt mit den Eltern. Im besten Fall konnten sie ihn bei den

Hausangestellten kompensieren, von denen sie nicht selten als Lustobjekte benutzt und ausgenutzt wurden, was manchmal zur weiteren Verwirrung beitrug.

Seit Dr. Harlows Experimenten an Affen, die in den fünfziger Jahren durchgeführt wurden, weiß man, daß sich Affen, die an künstlichen Mutterattrappen großgezogen wurden, später aggressiv verhielten und kein Interesse an ihrem Nachwuchs zeigten. John Bowlbys Arbeiten über den Mangel der ersten Bindung (»attachment«) bei Delinquenten und Rene Spitz' Beschreibungen der Kleinkinder, die in Krankenhäusern unter äußerst hygienischen Bedingungen infolge von emotionaler Verwahrlosung an Hospitalismus starben, zeigten uns, daß nicht nur Affen-, sondern auch Menschenkinder für ihre Sozialisierung den positiven sensorischen Kontakt zu ihren Eltern unbedingt brauchen.

Inzwischen sind die vor vielen Jahren gemachten Beobachtungen von Bowlby und Spitz durch neurobiologische Forschungen ergänzt worden. Nicht nur Mißhandlungen, stellen nun die Forscher fest, sondern auch der Mangel an liebevollen Körperkontakten mit den Eltern führt dazu, daß bestimmte Hirnregionen, vor allem diejenigen, die unsere Emotionen steuern sollten, unterentwickelt bleiben. Daher erlitten die mit »Blicken regierten« Kinder emotionale Schäden, deren destruktive Folgen sich vermutlich erst in der nächsten Generation auswirkten.

Die Ergebnisse der heutigen neurobiologischen Forschungen machen das Funktionieren der Menschen wie Eichmann, Himmler, Höss und ähnlicher besser verständlich. Die Dressur zum Gehorsam in ihrer frühesten Kindheit verhinderte bei ihnen die Entwicklung solcher menschlichen Fähigkeiten wie Mitgefühl und Erbarmen mit dem Leidenden. Sie konnten nicht vom Blick eines Unglücklichen bewegt sein, solche Gefühle waren ihnen fremd. Was Himmler in seiner berühmten Posener Rede als »Freiheit« bezeichnete, war im Grunde diese vollkommene seelische Verkümmerung. Sie erlaubte den schwersten Verbrechern, »normal« zu funktionieren und auch in der Nachkriegszeit ihre Umgebung damit zu beeindrucken.

Das letztere bleibt zwar ein Rätsel, das noch lange nicht vollständig erklärt werden kann. Aber auch wenn wir es könnten, die weitere Produktion solcher Menschen können wir damit trotzdem nicht verhindern, weil die Praxis der Erziehung sich nicht so schnell an den Ergebnissen der Forschung orientiert. Ob die neuesten Informationen die jungen Eltern überhaupt erreichen, hängt in erster Linie, wie Daniel und Claudia in meiner Geschichte vermuten, von der emotionalen Reife der Eltern ab. Zum Glück gibt es bereits viele junge Eltern, wie Anna und Robert oder Mary und Ralph in der Erzählung »Jolanta und Linda«, die trotz ihrer Jugend diese Reife erreicht haben.

Diese Eltern der neuen Generation lassen sich nicht mehr durch Ratschläge der Menschen einschüchtern, die, weil sie einst selber geschlagen wurden, nach wie vor behaupten, daß ein Klaps im »richtigen Moment« segensreich und durchaus harmlos sein könnte. Die jungen Eltern, die dank ihrer herzlichen Bindung mit ihren Kindern zuweilen besser als manche Ärzte informiert sind, wissen, daß man unter gar keinen Umständen ein Kind schlagen darf, weil die Schläge wie Zeitbomben wirken können. Die Folgen können sich erst viel später auswirken, auch wenn sie »nur« darin bestehen sollten, daß ein gebildeter Mensch heute noch, trotz bestehender Informationen, eine solche Barbarei empfehlen kann.

Als Schweden in den siebziger Jahren das Gesetz verabschiedet hatte, das das Schlagen der Kinder verbietet, waren noch siebzig Prozent der befragten Bürger dagegen. Heute sind es nur zehn Prozent. Die neuen Erfahrungen haben vielen offensichtlich die Augen geöffnet. In den großen Ländern Europas ist es leider nach wie vor erlaubt, kleine Kinder mit der Rute zu »disziplinieren«, damit sie zu braven Bürgern aufwachsen, was auch immer das bedeuten soll. Solche Ruten werden in Frankreich immer noch produziert und gut verkauft.

Wenn man weiß, welche Wirkung die seelischen und körperlichen Entbehrungen und Mißhandlungen von Säuglingen, neben der Unterdrückung der emotionalen Reaktionen, auf den psychischen Haushalt von Kindern haben, dann begreift man, daß diese unterdrückten Emotionen einen starken Wunsch nach Rache hinterlassen. Es ist deshalb naheliegend, zu vermuten, daß sie etwa dreißig und vierzig Jahre später da abreagiert werden, wo es nicht nur erlaubt, sondern sogar erwünscht wird.

Die Frage, weshalb die einen erfahrene Mißhandlungen scheinbar ohne Schäden überleben, während die anderen an schweren Symptomen leiden oder kriminell werden, läßt sich vielleicht nur im Einzelfall klären, und dies nicht immer. Doch zweifellos wird die Gegenwart eines oder mehrerer mitfühlender Menschen in den ersten Lebensjahren eine positive Entwicklung trotz gelegentlicher Traumen erleichtern, weil dann Grausamkeit als solche abgelehnt und deren bewußte Verarbeitung möglich gemacht werden konnte.

Man könnte zwar diesbezüglich so argumentieren, wie Sigmund Freud es auf dem sexuellen Gebiet tat, und sagen: Wenn die meisten Menschen als Kinder mißhandelt oder emotional verwahrlost worden sind, kann das bei der Entstehung der Delinquenz kein pathogener Faktor sein, sonst hätten sich die meisten zu Mördern entwickelt. Doch diese Argumentation verkennt gerade die Tatsache, daß es nicht Traumata an sich sind, die direkt zur Ausbildung von Neurosen und zu kriminellen Karrieren führen, sondern die *Art ihrer Verarbeitung*.

Wenn keine positiven Faktoren hinzukommen, wenn sowohl Zärtlichkeit als auch »helfende Zeugen« fehlen, bleibt es bei der Verleugnung des Leidens und der Idealisierung der Grausamkeit mit all ihren verheerenden Konsequenzen. Wer bereits im averbalen Alter eine in höchstem Maße demütigende und grausame Erziehung, meist ohne »wissende Zeugen«, erhalten hatte, hatte unter Umständen auch gelernt, diese Grausamkeit zu bewundern, wenn niemand in der frühesten Umgebung des Kindes diese in Frage stellte und humane Werte vertrat.

Ich habe 1980 in *Am Anfang war Erziehung* auf

Dutzenden von Seiten Auszüge aus Erziehungsschriften zu Beginn unseres Jahrhunderts zitiert, um den Leser spüren zu lassen, wie Säuglinge um die Jahrhundertwende seelisch und körperlich gequält, ja oft sogar gefoltert wurden, damit sie einen guten Charakter entwickelten. Eine befreundete Analytikerin, die inzwischen verstorben ist, hatte diese Texte im Manuskript gelesen.

Nach zehn Seiten, erzählte sie, habe sie die Lektüre nicht mehr ausgehalten und die Blätter wütend an die Wand geworfen. Zu sehr hätten diese Erziehungsschriften sie an die eigene Erziehung erinnert. Derartige Wutausbrüche waren ihr eher fremd, aber diese Texte lösten bei ihr die ohnmächtige Wut des gepeinigten Kindes aus, die sie längst verdrängt hatte. Später, als sie das ganze Buch gelesen hatte, bezeichnete sie ihre Großeltern als »Schreber-Kinder« und begriff, daß ihre Eltern von dorther das schreckliche Strafarsenal übernommen hatten, unter dem sie seinerzeit so gelitten hat.

Ich frage mich, was in einem kleinen Kind vorgeht, das all die Folter im Namen einer wahnhaften Idee erdulden muß und sich nicht dagegen wehren darf. Von den beiden Söhnen Dr. Schrebers beging der erste Selbstmord, und der andere wurde psychotisch, aber nicht alle Kinder, die den damaligen Erziehungsdoktrinen unterworfen waren, erlitten ein solches Schicksal. Es ist einerseits anzunehmen, daß nicht alle Eltern die Vorschriften konsequent befolgten. Andererseits hatten einige Kinder, wie meine Freundin, »helfende Zeugen«, durch deren Hilfe sie der irrigen Meinung entgingen, daß die ihnen erteilte Behandlung gut gewesen sei. Viele wuchsen jedoch in der Überzeugung heran, daß das Quälen, Erniedrigen und Auslachen der Kinder einem moralischen Zweck diene und in Gehorsam und Demut zu erdulden sei.

Was auch immer ein Kind später in Elternhaus, Schule und Kirche über die Moral zu hören bekommt, wird niemals dieselbe Wirkung haben wie das, was sein Körper in den ersten Tagen, Wochen und Monaten erfährt. Die Lektion der ersten drei Jahre wird unauslöschlich gespeichert. Wenn also der Körper des Kindes von der Geburt an lernt, daß es richtig sei, ein unschuldiges Wesen zu quälen und zu bestrafen, ist diese Botschaft stärker als das später vermittelte intellektuelle Wissen. Tragischerweise wird der Erwachsene unter Umständen sein ganzes Leben lang wie einst Luther behaupten, Schläge seien harmlos und Strafen erfolgreich, obwohl das Gegenteil längst bewiesen ist. Wenn ein Kind hingegen von Beginn an beschützt wurde, geliebt und geachtet, wird diese Erfahrung ebenfalls ein Leben lang nachwirken.

Was weiß man heute über die weiblichen »Kapos«, die es so eindeutig und ausnahmslos genossen hatten, die jüdischen Kinder zu quälen, zu erniedrigen und sie körperlich und seelisch zu foltern? Aufgrund der Prozeßakten hatte es sich herausgestellt, daß es meistens junge Mädchen im Alter zwischen neunzehn und einundzwanzig waren, die früher ganz gewöhnliche Berufe gelernt hatten, wie Schneiderin oder Verkäuferin, und in deren Leben nichts Besonderes festzustellen war. Während des Prozesses behaupteten sie einstimmig, es wäre ihnen nicht bewußt gewesen, daß die jüdischen Kinder menschliche Wesen waren. Aus solchen Aussagen ziehen wir allzu leicht den Schluß, daß man alle Menschen mit Hilfe der Propaganda und Manipulation schließlich zu sadistischen Vollstreckern der Massenmorde machen kann.

Dieser Meinung kann ich mich nicht anschließen. Ich denke im Gegenteil, daß nur Frauen und Männer, die sehr, sehr früh, in den ersten Wochen und Monaten ihres Lebens, seelische und körperliche Gewalt und gar keine Liebe erfahren haben, sich zu Hitlers willigen Vollstreckern machen lassen *konnten*. Sie brauchten kaum eine ideologische Erziehung, wie Goldhagen das aufgrund der Archive feststellte, denn ihre Körper wußten genau, was sie tun wollten, sobald es ihnen erlaubt war, das Gewünschte zu tun. Und bei den Juden, jungen oder alten, war ja alles erlaubt, seitdem man sie zu Unmenschen deklarierte. Doch eine solche Deklaration wird bei niemandem Haß auslösen, der die Bereitschaft dazu nicht bereits hätte. Es gab ja Deutsche wie Karl Jaspers, Hermann Hesse oder Thomas Mann, bei denen diese Deklaration sofort als ein Alarmzeichen und als Signal der Barbarei verstanden wurde.

Doch den in der frühen Kindheit verwirrten Menschen, wie den KZ-Aufseherinnen, kam die Deklaration sehr entgegen. Sie brauchten den Kindern nur das Wasser zum Waschen zu verweigern, und schon konnten sie sie mit Grund hassen, weil sie so schmutzig, schwarz wie Kohle waren. Sie konnten hungrigen Kindern drei Würfel Zucker hinwerfen und diese Kinder verachten, wenn sie sich daraufstürzten. Die jungen Frauen konnten die Kinder zu dem machen, was sie brauchten, um sich nun mächtig zu fühlen und ihre alte Wut an diesen Opfern abzuladen.

Es scheint mir müßig, heute noch darüber zu diskutieren, wie viele Österreicher der SS angehörten. Zum Glück ist es im heutigen Österreich gesetzlich verboten, Kinder zu schlagen. Das berechtigt immerhin zur Hoffnung, daß in den nächsten Generationen nur eine Minderheit zu Taten bereit sein wird, zu denen früher vielleicht die Mehrheit bereit war.

Die Studien, die mir bereits 1980 zugänglich waren und die ich in *Am Anfang war Erziehung* erwähnte, bestätigten meine Vermutung, daß brutal erzogene Kinder sowohl im Nazi-Deutschland als auch unter den amerikanischen Berufssoldaten, die sich *freiwillig* für den Einsatz in Vietnam gemeldet haben, zu den grausamsten Verbrechern gehört hatten. Meine Vermutung bestätigte sich erneut dank des Einblicks in Kindheiten jener Menschen, die in Zeiten des Terrors eine Ausnahme bildeten, indem sie den Mut hatten, andere vor der Vernichtung zu retten.

Weshalb gab es während der Nazizeit auch Menschen, die ihr Leben riskierten, um Juden zu retten? Mit dieser Frage haben sich zahlreiche Wissenschaftler beschäftigt. Sie weisen meistens auf religiöse und moralische Werte wie Nächstenliebe oder Verantwortung hin, die den Rettern von ihren Eltern und Erziehern vermittelt worden seien. Doch auch die Täter und Mitläufer hatten ja meist eine religiöse Erziehung genossen, so kann darin nicht die gesuchte Erklärung liegen.

Ich war daher fest davon überzeugt, daß es einen besonderen Faktor in der Kindheit der Retter gab, in der herrschenden *Atmosphäre* ihrer Kindheit, der sie grundsätzlich von derjenigen der Täter unterschied. Nach einem Buch, das dieser spezifischen Frage genügend Rechnung trägt, habe ich lange Zeit vergeblich Ausschau gehalten. Schließlich fand ich eine empirische Untersuchung[18], die auf Gesprächen mit über vierhundert Zeitzeugen beruht und die meine Vermutung bestätigt: Der einzige Faktor, der die Retter von den Tätern und Mitläufern unterschied, war nach dieser Untersuchung der *Erziehungsstil ihrer Eltern.*

Fast alle Retter gaben in den Interviews an, ihre Eltern hätten sie mit Argumenten und nicht mit Strafen zu erziehen versucht. Körperlich seien sie nur selten bestraft worden, und wenn, dann stets in Zusammenhang mit einem Vergehen und nie, weil die Eltern irgendeine unfaßbare Wut an ihnen abreagieren wollten. Ein Mann erinnerte sich beispielsweise, daß er einst Schläge erhalten habe, weil er kleinere Kinder auf einen See geführt und damit ihr Leben gefährdet habe. Ein anderer erzählte, der Vater habe ihn nur einmal geschlagen, sich aber später dafür entschuldigt. Bei vielen lautete der Tenor ungefähr so: »Meine Mutter versuchte mir jeweils verständlich zu machen, wieso mein Tun falsch gewesen war. Sie klagte mich nicht an. Auch mein Vater unterhielt sich oft mit mir. Ich war beeindruckt von dem, was er mir zu sagen hatte.«

18 Oliner, Samuel P./Oliner, Pearl M.: *The Altruistic Personality. Rescuers of Jews in Nazi Europe*, New York, The Free Press, 1988.

Wie anders tönte es bei den Tätern und Mitläufern: »Wenn mein Vater betrunken war, peitschte er mich aus. Ich wußte nie, wofür ich geschlagen wurde. Der Grund lag manchmal Monate zurück. Und Mutter, einmal in Wut geraten, bestrafte die ganze Umgebung, auch mich.«

Im Unterschied zu solchen unkontrollierten, aber als berechtigt empfundenen Affektentladungen beruhen Erklärungen auf dem Vertrauen in die guten Absichten des Kindes. Dahinter stehen Respekt und der Glaube an die Fähigkeit des Kindes, zu verstehen, sich zu entwickeln und sein Verhalten zu korrigieren.

Menschen, die als Kinder Zuwendung und Beistand erhalten haben, übernehmen früh die verständnisvolle und autonome Art ihrer Eltern. Das Selbstvertrauen, die Fähigkeit, zu entscheiden und mitzufühlen, war allen Rettern gemeinsam. Siebzig Prozent von ihnen gaben an, sich nach wenigen Minuten für die erste Hilfeleistung entschieden zu haben. Achtzig Prozent sagten, sie hätten sich mit niemandem beraten. Denn: »Ich mußte es tun, hätte es nicht verkraftet, dem Unrecht zuzusehen und tatenlos zu bleiben.«

Diese Haltung, die in allen Kulturen als »edel« gilt, wird einem Kind nicht mit schönen Worten vermittelt. Wenn Erzieher die eigenen Worte mit ihrem Verhalten Lügen strafen oder das Kind im Namen edler Worte schlagen, wie das in manchen religiösen Schulen noch immer der Brauch ist, bleiben ihre edlen Worte wirkungslos oder provozieren sogar Wut und Gewalt. Das Kind wird unter Umständen die hehren Worthülsen aufnehmen und später selbst benutzen, aber nie danach handeln, weil ihm Anwendungsmuster fehlen. Strafen basieren auf der Annahme, daß das Kind aus böser Absicht handelt. Kein Wunder, daß es dann kein Vertrauen hat, sondern Furcht. Schließlich hat es gelernt, daß der Stärkere das Recht hat, seine Macht willkürlich zu gebrauchen. Ein mit Gewalt erzogenes Kind hat Angst, neue Erfahrungen zu sammeln, denn in seinen Augen lauert überall die Gefahr, urplötzlich für angebliche Fehler bestraft zu werden. Dem Erwachsenen wird später der Erfahrungskompaß fehlen, der ihn leiten könnte. Deshalb wird er sich Autoritäten unterwürfig beugen und Schwächere knechten, so wie er als Kind die Willkür seiner Erzieher zu spüren bekam.

Es gab zum Glück immer wieder, auch im Dritten Reich, vereinzelte Menschen, bei denen die moralischen Schranken gegen Grausamkeit in ihrem frühesten emotionalen Leben bereits verankert waren. Ich habe das einmal anhand der Widerstandskämpferin Sophie Scholl aufgezeigt. Ihre Erziehung wich stark von der damals in Deutschland üblichen ab, in ihrem Elternhaus herrschte Herzlichkeit und Großmut. So war Sophie bereits als Jugendliche immun gegen Hitlers Verführungskunst. Seine Reden erfüllten sie mit Abscheu.

Heute wäre Sophie Scholl keine Ausnahme mehr. Aus dieser Tatsache läßt sich vielleicht die Hoffnung ableiten, daß sich im heutigen Deutschland nicht so leicht, ohne jegliche Widerstände aus dem Volk, neue Genozide organisieren lassen. Trotz der Arbeitslosigkeit und ziemlich verbreiteter Unzufriedenheit mit neuen Regierungen kann ich es mir schwer vorstellen, daß eine überwiegende Zahl der Bürger einem rasenden Politiker vertrauen würde, der unverhohlen ankündigt, durch das Ausrotten eines ganzen Volkes Ordnung schaffen zu wollen. Daß eine Gruppe solchen Parolen folgen könnte, ist durchaus wahrscheinlich, weil es auf der ganzen Welt, nicht nur in Deutschland, junge Menschen gibt, die die früh erfahrenen Demütigungen auf diese Weise zu rächen hoffen.

Doch im allgemeinen erhalten die deutschen Kinder heute zweifellos eine andere, viel freiere Erziehung als ihre Großeltern zu Beginn des 20. Jahrhunderts. Was früher vermutlich der Mehrheit widerfuhr, dürfte sich jetzt eher auf die Minderheit beschränken. Ich schließe das aus mehreren Gegebenheiten, unter anderem aus den Tatsachen, daß die Bundesrepublik die stärkste pazifistische Bewegung der Nachkriegszeit hervorgebracht und eine Demokratie entwickelt hat, die sich trotz Schwächen bewährt. Das gibt Anlaß zur Hoffnung. Die Frage, was diese positive Entwicklung ermöglicht hat, ist bis heute kaum aufgeworfen, geschweige denn beantwortet worden. Ich meine, daß die Lockerung der Erziehungsprinzipien eine der Ursachen bildet. Wie kam es zu dieser Lockerung?

Die Zeit allein ermöglicht eine solche Entwicklung nicht. In Rußland werden trotz Revolution und Weltkriegen noch vielerorts dieselben veralteten Erziehungsmethoden angewandt wie vor Jahrzehnten, glücklicherweise ohne jegliche Systematik. Es mag sein, daß der besondere Schock der Nachkriegszeit in Deutschland zur Milderung der Erziehungsmethoden beigetragen hat. Es ist auch nicht auszuschließen, daß die amerikanische Besatzungsmacht, so sehr sie von einem Großteil der Bevölkerung abgelehnt oder auch gehaßt wurde, zu einer Lockerung der Gehorsamsmentalität beigetragen hat. Vielleicht wirkten die beiden erwähnten Faktoren zusammen und noch viele andere dazu.

Es wird zwar noch häufig, nicht nur in Deutschland, sondern auch in anderen Ländern Europas, behauptet, daß die Gewalt der Jugend zugenommen hat, weil Kinder heute zu wenig oder zu milde bestraft werden. Doch jeder, der sich wirklich informieren will, wird erfahren, daß es gerade die am meisten gezüchtigten, also mißhandelten oder schwer verwahrlosten Kinder sind, die später Freude am Zerstören haben und die Gewalt glorifizieren.

Trotz der feststellbaren, in den ersten drei Jahren entstandenen Schäden im Gehirn ist es vielleicht nie zu spät, um dem geschädigten Kind zu helfen, Vertrauen aufzubauen, wenn die Umgebung dafür Verständnis hat. Das menschliche Gehirn ist unendlich erfinderisch, es scheint ihm offenbar bei optimalen Bedingungen möglich, andere Regionen als Ersatz für die ausgefallenen einzusetzen. Manche Erfolge von geduldigen Therapeuten und humanen Pädagogen haben das sogar bewiesen. Doch die Voraussetzung war immer, daß man den Schaden wahrnahm, ihn nicht leugnete und ihn nicht bagatellisierte. Die Konfrontation mit der Vergangenheit scheint mir in manchen Fällen fast unumgänglich, wenn wir etwas zum Guten verändern und auf diese Weise Verantwortung für die Zukunft übernehmen wollen.

In einem Zeitungsinterview[19] ist ein deutscher Professor einmal auf die Tatsache angesprochen worden, daß die meisten Hochschullehrer ihre Zugehörigkeit zum Naziregime nach dem Krieg verschwiegen haben. Der Befragte, der als junger Mann der SS angehört hatte und für seine Verdienste an der Ostfront ausgezeichnet worden war, sagte, daß dieses Schweigen ein Zeichen der Scham gewesen sei (der Scham im Sinne von »pudeur« – Keuschheit, Verschämtheit). Manche Geschehnisse seien so abscheulich gewesen, daß man sie am besten nicht anspreche. Man sollte nicht versuchen, etwas zu verstehen, was gar nicht zu verstehen sei.

Ob es sich wirklich um Scham oder um Opportunismus gehandelt hat, sei schließlich dahingestellt, auf jeden Fall scheint mir eine solche Distanzierung von der Vergangenheit äußerst problematisch zu sein, denn sie enthält die Gefahr der Wiederholung aus purer Ignoranz. Es ist wichtig, daß wir *genau* verstehen, wie es zu den Abscheulichkeiten gekommen ist, warum so viele Intellektuelle sie vorbehaltlos bejahten und unterstützten und warum sie sich noch heute weigern, zu verstehen, zu suchen und ehrlich zu eruieren, was ihnen widerfahren ist. Und warum es ihnen überhaupt widerfahren ist.

Meine Hinweise auf die Schreber-Erziehung genügen manchen Lesern nicht, um die ganze Geschichte des Holocaust zu erklären, vor der wir im Grunde trotz unzähliger Bücher fassungslos dastehen. Viele

19 *Le Monde*, 6.9.1996.

versuchen den schlechten Genen die Schuld zuzuschieben. Man müßte sich dann allerdings fragen, warum ausgerechnet dreißig bis vierzig Jahre vor der Zeit des Dritten Reiches so viele Menschen in Deutschland mit schlechten Anlagen geboren sein sollten. Und weshalb nicht heute.

Meine Hinweise auf die systematische Demütigung der Kinder um die Jahrhundertwende und auf die Folter, die von den Eltern tragischerweise niemals als Folter angesehen wurde, enthalten das entscheidende Element zur Erklärung der Barbarei. Leider wurde diesem Element bisher wenig Beachtung geschenkt. Die Ursachen dieser Unterlassung mögen in der Tabuisierung des Themas Kindheit liegen, doch schon aus rein pragmatischen Gründen, aus der Sorge um die Zukunft, müßte man sich dennoch mit diesem tabuisierten Gebiet beschäftigen.

Das vollständige Übersehen oder Bagatellisieren des Kindheitsfaktors beim Thema der Gewalt führt nämlich manchmal zu Erklärungen, die nicht nur wenig überzeugend sind oder gar in Sackgassen führen, sondern auch den Blick von den eigentlichen Wurzeln der Gewalt ablenken, wider besseres Wissen. Das abstrakte Wort »Antisemitismus« birgt in sich unendlich viele Bedeutungen und verschleiert komplizierte psychologische Vorgänge, die im Konkreten erkannt und benannt werden müßten, damit Änderungen herbeigeführt werden können.

Das Suchen nach den Gründen verschiedener Genozide ist noch nicht abgeschlossen. Es würde sich lohnen, die Erziehungsstrukturen der unterschiedlichen Völker, zum Beispiel in Afrika, Asien und Australien, zu untersuchen, die ihr Wohl nur in der Ausrottung eines anderen Volkes sehen. Auch die psychologischen Hintergründe der Ausrottung der Indianer in Amerika sind noch lange nicht ausreichend untersucht. Indianer fangen erst seit einigen Jahren an, Forschungen darüber zu betreiben.

Es scheint mir, daß der genaue Vergleich der heutigen Erziehungspraxis mit der früheren eine Änderung herbeiführen kann. Er kann neue Perspektiven eröffnen und zur Bildung neuer, heilsamer Strukturen in der Erziehung ermutigen. Manche aktuellen Bücher über Erziehung scheinen mir mit ihren vielen konkreten Beispielen den Eltern zu helfen, die heute zugänglichen Informationen so in die alltägliche Praxis einzubringen, daß es ihnen besser gelingt, ihre Kinder zu respektieren, zu begleiten, zu verstehen und zu lieben. Doch die Arbeit an einer besseren, bewußteren Zukunft läßt sich nicht von der Bemühung trennen, unsere Geschichte zu verstehen. Die Geschichte der Pädagogik lehrt uns nämlich besser als alles andere, wie gefährlich in ihren Folgen für die ganze Gesellschaft die Ignoranz bezüglich der Kinderentwicklung sein kann.

Epilog: Generationen im Dialog

Man ist sich heute fast überall darüber einig, daß man Kinder nicht mißhandeln soll. Aber viele Menschen sind sich dessen noch nicht bewußt, daß *jede Form des Schlagens eine Mißhandlung* ist. Dies wird auf der ganzen Welt verstanden, solange es sich um das Schlagen eines starken Erwachsenen handelt, nicht aber, wenn ein wehrloses Kind geschlagen wird. Diese Tatsache konnte so lange verschleiert bleiben, weil das Schlagen der eigenen Kinder, die sogenannte körperliche Züchtigung, als ein legales Mittel der Erziehung ausgegeben wurde und die Folgen dieser Behandlung, die bis zu Genoziden reichen, einfach nicht wahrgenommen wurden. Das ist eines der tragischsten Beispiele der Mißkommunikation in unserer Geschichte. Von einer Generation zur anderen wurde diese grausame Erziehungsmethode angewandt und als »gottgewollt« hingenommen. »Wir schlagen dich doch nur zu deinem Besten«, sagten die Eltern, die Kinder haben daran geglaubt und sagten später das gleiche zu ihren Kindern. *Jahrhunderte hindurch.*

Eine Aussprache mit den eigenen erwachsenen Kindern, die gelernt haben, sich zu achten, und die nicht mehr auf das Verständnis der Eltern angewiesen sind, kann für diese Eltern ein großes Gewicht bekommen, ein viel größeres als jedes Buch, das sie sich nicht selbst ausgesucht haben. Nicht für alle, aber für einige zweifellos. Sandras Vater zum Beispiel hat diese

Gelegenheit ergriffen, Anikas Mutter konnte es nicht.

Am meisten werden Gespräche mit bereits alten Menschen gemieden. Doch es geht ja in solchen Begegnungen fast um die Bilanz des ganzen Lebens, das bald beginnt, sich zu entziehen. Was kann einem älteren Menschen wichtiger sein, als diese Bilanz mit den eigenen Kindern zu ziehen? Im Gespräch kann man sich in die Augen schauen, man kann Argumente austauschen, und man kann sich und dem eigenen Kind endlich zugestehen: Nein, das Schlagen hat nie etwas Gutes bewirkt, es hat uns alle geschädigt, unser Leben und unser Denken verbogen.

Solche einfachen Worte, die für jede Generation gelten, könnten nicht nur eine jahrzehntelange Geschichte von Lügen beenden. Sie könnten auch helfen, die einst begangenen Fehler schon durch das bloße Eingeständnis zu korrigieren und sich so von unbewußten, aber doch wirksamen Schuldgefühlen zu befreien. Warum werden diese Worte so selten ausgesprochen? Manche der jungen Leute schweigen vielleicht nicht nur aus eigenen Ängsten, sondern weil sie sich den Ängsten und Tabus der Eltern freundlich fügen wollen, statt ihnen zu helfen, diese abzubauen. Mit ihrem schonenden Schweigen vertiefen sie jedoch noch mehr den Graben der Sprachlosigkeit, der sie von ihren Eltern trennt. Das müßte nicht so sein, zumindest heute nicht mehr. Sie könnten mit dem Reden den Eltern ein kostbares Geschenk machen, das Geschenk der Wahrheit. Auch wenn dieses erst am Ende eines Lebens kommt, kann es etwas an diesem Leben zum Guten verändern.

Wer für diese Wahrheit einen Platz gefunden hat, kann auch realisieren, daß sie ihm Wege zu Aktivitäten eröffnet, die er bisher gar nicht zu sehen wagte. Menschen, die teilweise noch hohe Ämter bekleiden, könnten sich beispielsweise dafür einsetzen, daß mit Hilfe einer neuen Gesetzgebung den Kindern in Zukunft jede Art von Barbarei, aber vor allem das Schlagen, erspart bliebe. Einen solchen Prozeß können heute Menschen einleiten, die nie geschlagen wurden, oder diejenigen, denen dieses Schicksal zwar nicht erspart wurde, die aber später, dank dem Mitgefühl anderer, erkannt haben, wie diese Grausamkeit ihr bisheriges Leben überschattet hatte. Da sie heute keine Kinder mehr sind und ihr Anliegen artikulieren können, brauchen sie nicht die Abwehr des anderen zu fürchten. Sie können sie ihm überlassen, weil sie imstande sind, mit Realitäten umzugehen.

Für viele gute Ziele hat die Jugend in der letzten Zeit demonstriert, gegen den Krieg, für den Umweltschutz und vor allem für mehr Menschlichkeit. Doch bisher gab es nie eine Demonstration für das Recht der Kinder, nicht von Erwachsenen geschlagen zu werden. Warum eigentlich nicht? Warum hat man so lange nicht begriffen, daß sehr viele Äußerungen der Gewalt, die wir bekämpfen wollen, bereits in der Wiege ihren Ursprung nehmen? Und daß nur mit der Ablehnung dieser ersten, vernichtenden Gewalt am Anfang eines Menschenlebens wir weitere Gewaltakte verhindern können?

Heute wissen wir es. Wenige Informationen sind nunmehr so stark gesichert wie die Information, daß das Schlagen der Kinder ausschließlich negative Folgen hat und sowohl das Opfer als auch den Täter entwürdigt. An der Verbreitung dieser Erkenntnis kann sich jede Generation beteiligen. Jeder Mensch, von den Enkeln bis zu den Großeltern, unbesehen seiner Herkunft und seiner gesellschaftlichen Stellung, könnte innerhalb seiner Familie und seiner nächsten Umgebung zu dieser Aufklärung aktiv beitragen.

Es genügt, daß wir anfangen, die Wahrheit zu sagen, überall, wo sich Gelegenheit dazu bietet, oder zumindest nicht mehr behaupten, das Schlagen hätte uns gutgetan, wir hätten es verdient etc. Solche Sätze haben genug Verwirrung in der Geschichte der Menschheit gestiftet und sehr viel Schaden angerichtet. Es gibt keinen einzigen Grund, solche Behauptungen weiter aufzustellen, außer der Verleugnung des eigenen Leidens. Doch diese dürfen wir nicht auf Kosten der ganzen Gesellschaft aufrechterhalten. Schließlich geht sie ja auch auf unsere eigenen Kosten.

Wir leben in einer Zeit der Arbeitslosigkeit, der Rückkehr des Aberglaubens, der Kommerzialisierung der seelischen Probleme, des Triumphzuges der Sekten. All das und noch vieles mehr könnte uns pessimistisch stimmen. Doch zugleich leben wir in einer Zeit, in der eine größere Zahl der Menschen als früher ohne Schläge aufwächst. Darin sehe ich einen Grund zum Optimismus. Denn diese Menschen können, schon aufgrund ihrer persönlichen Erfahrung, helfen, eine destruktive Tradition fallenzulassen, die jahrtausendelang zur Produktion der Gewalt beigetragen hat. Sie sind ausreichend dazu ausgestattet, auch den Pessimismus fallenzulassen und die heute erst bestehenden Chancen, etwas zu verändern, wahrzunehmen.

Indem wir auf die Suche nach der Wahrheit verzichten, retten wir die Liebe nicht, auch nicht die Liebe zu unseren Eltern. Der Akt der Verzeihung hilft uns nicht, solange er das Geschehene verschleiert. Denn Liebe und Selbstbetrug schließen einander aus. Aus der Unwahrheit, der Leugnung des Leidens in der eigenen Vergangenheit, ist der auf Unschuldige verschobene Haß geboren. Er ist eine Bindung an den Selbstbetrug und eine Sackgasse. Echte Liebe erträgt die Wahrheit.

Nachwort 2007

Bei der Redaktion der Taschenbuchausgabe entschloß ich mich, eine der sieben Falldarstellungen herauszunehmen, nachdem ich von der Protagonistin Einzelheiten über die Fortsetzung ihrer Geschichte erfahren hatte. In der gebundenen Ausgabe von *Wege des Lebens* (1998) erzählt eine erwachsene Tochter, die ich dort »Sandra« nenne, mit Stolz, daß es ihr gelungen sei, ihren alten Vater zu besuchen und ihn, ohne starke Emotionen, mit der Tatsache zu konfrontieren, daß er sie als sehr kleines Kind sexuell mißbraucht hatte. Sie war stolz, daß sie sich nicht von starken Gefühlen hatte hinreißen lassen und ihm in aller Ruhe sagen konnte, was sie in ihrer Therapie herausgefunden hatte. Da der Vater die Tatsachen nicht leugnen konnte, versprach sich Sandra eine totale Genesung von ihren Restsymptomen.

Doch zu ihrem Erstaunen verstärkten sich diese Symptome bereits nach wenigen Jahren. Zugleich tauchten neue Erinnerungen und quälende Träume auf, die ihr von einem extremen Sadismus ihres Vaters erzählten, der ihr bislang verborgen geblieben war. Nun fühlte sie sich durch das joviale »Geständnis« ihres Vaters um ihre *ganze* Wahrheit betrogen und wurde von einem starken Zorn überwältigt. Es war der Zorn des kleinen Mädchens auf den allmächtigen Vater, der es schon zu Beginn ihres Lebens für seine pädophile Sexualität geopfert hatte. Ihre nun erwachten intensiven Gefühle, Träume und Körperempfindungen zeigten ihr einen Mann, der nichts zu tun hatte mit dem wohlmeinenden Vater, den sie in Toronto getroffen hatte und der so leicht seinen Mißbrauch zugeben konnte. Er wußte vermutlich damals, daß Sandras Erinnerungen nur einen Teil der Wahrheit enthielten. Er spielte also weiter den gönnerhaften, netten Papa, an dessen Ehrlichkeit sie so gerne hatte glauben wollen. Daß er nicht ein einziges Zeichen der Empathie für sein kleines Kind in ihrem Gedächtnis hinterlassen hatte, fiel ihr erst jetzt auf.

Erst diese so lange zurückgehaltene, unbändige Wut befreite die erwachsene Sandra von ihrer Idealisierung des Vaters und ihrer »Liebe« zu ihm. Sie konnte endlich das Mitleid mit ihm fallenlassen, das sie seit der Kindheit als Zeichen ihrer Großzügigkeit in sich kultiviert hatte. Nun durfte sie die dem kleinen Kind zugefügte Grausamkeit endlich in vollem Umfang wahrnehmen und wurde frei von ihren Migräneanfällen und ihrer Schlaflosigkeit.

Mein Buch *Wege des Lebens* war bereits publiziert, als ich von dieser Entwicklung erfuhr. Inzwischen lernte ich aus der Leserpost auf meiner Webseite, daß sehr viele Frauen die Bindung an ihre Väter nicht aufgeben können, auch diejenigen nicht, die sehr klar darüber berichten, daß sie von ihnen brutal geschlagen und erniedrigt wurden. Sie leiden manchmal sogar an Multipler Sklerose oder an Fibromyalgie, also an chronischen Schmerzerkrankungen, die auf die Schläge der Eltern und die unterdrückte Wut des Kindes hinweisen, und halten dennoch unbeirrt an der Idee fest, daß sie die Eltern lieben und von ihnen geliebt werden. Das Zulassen und Ausdrücken der Wut hätte in der Kindheit die schlimmsten Strafen nach sich gezogen oder die totale Verlassenheit bedeutet, und diese Angst vor solchen Folgen wirkt noch in den erwachsenen Kindern. Doch sobald sie einsehen können, daß sie heute nicht mehr in Gefahr sind, gelingt es ihnen, die Situation des kleinen Kindes zu verstehen und gegen die einst erlittene Grausamkeit innerlich zu rebellieren, statt sie immer noch »großzügig« zu tolerieren. In der Regel fühlt sich dann der Körper entlastet und braucht die Symptomsprache nicht mehr.

Es wurde mir damals bald klar, daß ich mich durch Sandras Wunsch dazu habe verführen lassen, wie viele Therapeuten zu denken, daß ein »gutes« Gespräch mit den Eltern zur Heilung der frühen Verletzungen beitragen könne. Heute, nach neun Jahren, muß ich das bezweifeln. Denn auch wenn Sandras Vater sie nicht irregeleitet hätte, auch wenn er seine sadistischen Spiele ehrlich zugegeben hätte (was sehr selten vorkommt, wenn überhaupt), hätte er ihr ihre Arbeit nicht abnehmen können. In meinem Buch *Dein gerettetes Leben* (2007) habe ich beschrieben, wie ich diese Arbeit, diesen inneren Prozeß verstehe. Die Realität der Kindheit läßt sich nicht auflösen. Auch wenn sich die heutigen Eltern in Engel verwandeln würden, die Erinnerungen an ihre Taten, ihren Haß, ihre Ablehnung bleiben im Körper ihrer Kinder als gespeichertes Wissen zurück, und es bleibt diesen erwachsenen Kindern die Aufgabe, sich von ihnen zu befreien, nicht durch Vergessen, nicht durch Vergebung, sondern durch das

Zulassen der eigenen logischen Reaktion auf Folter, des Erlebnisses der Wut, die man sich so lange verboten hat. Erst wenn diese erlebt und verstanden wurde, kann sich der Körper von der Last befreien, die er oft ein Leben lang tragen mußte, um uns zu der so lange verleugneten Wahrheit zu führen. Die Medikamente waren nicht in der Lage, diese Wahrheit aufzudecken, sie halfen sie zu verschleiern, oft über Jahrzehnte, ohne eine Heilung zu bewirken.

Wie Sandra weigern sich die meisten von uns mit aller Kraft zu glauben, daß Eltern ihre kleinen unschuldigen Kinder grausam behandeln können, auch wenn die Presse uns täglich über furchtbare Fakten informiert. Doch gerade diese Weigerung führt zur Verklärung der eigenen Kindheit und damit zur unbewußten Wiederholung der Grausamkeit. Nur der Mut, die Wahrheit zuzulassen, hilft uns, unsere Blindheit aufzugeben und unseren Kindern das gleiche Schicksal zu ersparen.

Alice Miller

Dein gerettetes Leben

Wege zur Befreiung
309 Seiten. Gebunden

Im Jahr 1979 veröffentlichte Alice Miller *Das Drama des begabten Kindes*. Dieses Buch ermöglichte vielen Menschen, zu fühlen und zu erleben, daß sie noch etwas anderes sind als das, was ihre Eltern und Erzieher in sie hineinprogrammiert haben. Und daß ihnen dieser neuentdeckte Teil ihrer Persönlichkeit sehr kostbar ist. Seit dem Erscheinen dieses Welterfolgs erreichen Alice Miller täglich Briefe und Mails, in denen ihre Leserinnen und Leser von den frühen Leiden ihrer Kindheit berichten und die Autorin um Rat und Hilfe bitten. Alice Millers ebenso einfühlsame wie engagierte Antworten ermutigen sie zu einer freieren Kommunikation mit sich selbst und den anderen und eröffnen ihnen eigene Auswege aus ihrer Not. Diese Antworten werden in *Dein gerettetes Leben* erstmals versammelt. Es enthält zudem ihre Essays und Interviews der letzten Jahre, in denen sie ihr Konzept der Therapie entwickelt, das von der Erkenntnis der an Kindern global ausgeübten Gewalt ausgeht, sowie eine Erzählung, in der der Weg eines ehemaligen Opfers zu seiner eigenen Wahrheit geschildert wird.

Dein gerettetes Leben stellt eine Art Vermächtnis Alice Millers dar. Es ist vielleicht das wichtigste ihrer Bücher, da es nicht nur ihre Erkenntnisse über die Ursachen und Folgen der Kindesmißhandlung präsentiert, sondern auch die Möglichkeiten ihrer Bewältigung durch eine veränderte Form der Kommunikation aufzeigt, die sich eindeutig und kompromißlos auf der Seite des Kindes engagiert.

NF 646/1/9.07

Alice Miller

Das verbannte Wissen

suhrkamp taschenbuch 1790
260 Seiten

Alice Miller schreibt in diesem Buch: »Die Jungsche Lehre vom Schatten und die Vorstellung, das Böse sei die Kehrseite des Guten, dienen dem Ziel, die Realität des Bösen zu leugnen. Doch das Böse ist real. Es ist nicht angeboren, sondern erworben, und es ist niemals die Kehrseite des Guten, sondern dessen Zerstörer... Es ist nicht wahr, daß das Böse, Destruktive, Perverse notwendig zur menschlichen Existenz gehört, auch wenn dies immer wieder behauptet wird. Es ist aber wahr, daß es ständig neu produziert wird und mit ihm ein Meer von Leid für Millionen geschaffen wird, das ebenfalls vermeidbar wäre. Wenn einst die aus der Verdrängung der Kindheit entstandene Ignoranz aufgehoben sein wird und die Menschheit erwacht ist, kann sie die Produktion des Bösen einstellen.«

NF 404/1/4.01

Alice Miller

Abbruch der Schweigemauer

Die Wahrheit der Fakten
Revidierte und aktualisierte Neuausgabe
suhrkamp taschenbuch 3497
153 Seiten

Die Abhängigkeit des kleinen Kindes von seinen Eltern, sein Vertrauen zu ihnen, seine Sehnsucht danach, geliebt zu werden und lieben zu dürfen, kennen keine Grenzen. Diese Abhängigkeit auszubeuten, das Vertrauen zu mißbrauchen, die Sehnsüchte zu betrügen und zu verwirren – diese Wesenszüge landläufiger »Erziehung« verurteilt Alice Miller als verbrecherisches Tun, das tagtäglich aus Ignoranz und der Weigerung, diese aufzugeben, begangen wird. Welche schrecklichen Folgen eine solche Heuchelei für ganze Völker haben kann, demonstriert die Autorin des Welterfolgs *Das Drama des begabten Kindes* exemplarisch am Beispiel des Tyrannen Nicolae Ceaușescu, der das verdrängte Elend seiner Kindheit Millionen von Menschen aufgezwungen und als Heil für Rumänien ausgegeben hat.

NF 528/1/7.05

Alice Miller

Die Revolte des Körpers

Gebunden und suhrkamp taschenbuch 3743
191 Seiten

Das vierte Gebot verlangt von uns, unsere Eltern zu ehren und zu lieben, auf daß wir – so die versteckte Drohung – lange leben. Dieses Gebot der Ehr-Furcht beansprucht universelle Gültigkeit. Wer es befolgen will, obwohl er von seinen Eltern einst mißachtet, mißhandelt oder mißbraucht wurde, kann dies nur, wenn er seine wahren Emotionen verdrängt. Gegen diese seelische Verstümmelung und das Ignorieren von unbewältigten Kindheitstraumata revoltiert indes der Körper häufig mit schweren Erkrankungen. Wie diese entstehen, zeigt Alice Miller in ihrem neuen Werk: *Die Revolte des Körpers* handelt vom Konflikt zwischen dem, was wir fühlen und was unser Körper registriert hat, und dem, was wir fühlen möchten, um den moralischen Normen zu entsprechen, die wir seit jeher verinnerlicht haben.
Der Taschenbuchausgabe wurde 2005 ein umfangreiches Vorwort beigegeben, das sich mit den Reaktionen auf *Die Revolte des Körpers* auseinandersetzt.

Alice Miller

Am Anfang war Erziehung

Gebunden und suhrkamp taschenbuch 951
322 Seiten
Überarbeitete Auflage von 2006

In diesem Buch öffnet uns Alice Miller die Augen über die verheerenden Folgen der Erziehung – die ja angeblich nur das Beste für das Kind will. Sie tut dies zum einen durch eine Analyse der »Schwarzen Pädagogik« und zum anderen durch die Darstellung der Kindheit eine Drogensüchtigen (Christiane F.), eines Diktators (Adolf Hitler) und eines Kindermörders (Jürgen Bartsch). Ihr Buch verhilft uns zu einem nicht bloß intellektuellen und entsprechend folgenlosen Wissen, sondern auch zu einem emotionalen Wissen von der Tatsache, daß Psychosen, Drogensucht, Kriminalität ein verschlüsselter Ausdruck der frühesten Erfahrungen sind.